辅助诊断技术与内科疾病治疗

杨 敏 姜 伟 高 彬◎主编

汕頭大學出版社

图书在版编目（CIP）数据

辅助诊断技术与内科疾病治疗 / 杨敏，姜伟，高彬
主编．-- 汕头：汕头大学出版社，2024.1
　ISBN 978-7-5658-5213-8

　Ⅰ．①辅… Ⅱ．①杨… ②姜… ③高… Ⅲ．①内科一
疾病－诊疗 Ⅳ．① R5

中国国家版本馆 CIP 数据核字（2024）第 033887 号

辅助诊断技术与内科疾病治疗
FUZHU ZHENDUAN JISHU YU NEIKE JIBING ZHILIAO

主　　编：杨　敏　姜　伟　高　彬
责任编辑：陈　莹
责任技编：黄东生
封面设计：道长矣
出版发行：汕头大学出版社
　　　　　广东省汕头市大学路 243 号汕头大学校园内　邮政编码：515063
电　　话：0754-82904613
印　　刷：河北朗祥印刷有限公司
开　　本：710mm×1000mm　1/16
印　　张：11.75
字　　数：200 千字
版　　次：2024 年 1 月第 1 版
印　　次：2024 年 8 月第 1 次印刷
定　　价：98.00 元
ISBN 978-7-5658-5213-8

前　言

　　随着科技进步和人类文明的发展，医学诊断技术不断升级，但是疾病的诊断却是医学领域中最为复杂和困难的问题之一。疾病的早期发现和诊断对于疾病治疗的成功和预后至关重要。近年来，各国医学界加强了对医学疾病诊断技术的研究并取得了不少重大突破，本书将对医学疾病诊断技术进行探讨和总结。医学影像学是用各种物理手段对人体进行影像分析，从而进一步了解病情的科学领域。医学影像学常见的手段主要包括X线、CT、MRI等。这些技术都是以不同方式获得从内至外的图像，帮助医生看清病灶的位置、大小，发现疾病的早期症状和病变部位。智能化是当前的热点，作为一种前沿技术，人工智能在医学疾病诊断领域有着不可替代的作用。人工智能技术将医学记录、医学影像与病例信息结合进行分析和诊断，大幅提升了医生的精准度和诊断效率。因为人工智能技术可对知识库进行实时更新和管理，会使得医学诊断更为高效、快捷。AWS、微软智能云等科技公司已在大型医学诊疗机构中广泛采用该项技术。

　　众所周知，对于疾病的诊断，重要的不仅是提高医师本身的专业水平和经验，更是在新技术的推动下，运用各种医学疾病诊断技术来辅助诊断，进而为患者提供更加高效、快捷且精准的医疗服务。不过需要注意的是，虽然新技术的广泛应用已经为病人提供了新的诊断、治疗方法，但是技术的本身并不是万能的，需要配合医生的临床经验，才能更好地为病人服务，让他们得到治疗和康复。

　　内科学是临床医学的一个专科，几乎是所有其他临床医学的基础，亦有医学之母之称。内科学的内容包含了疾病的定义、病因、致病机制、流行病学、自然史、症状、征候、实验诊断、影像检查、鉴别诊断、诊断、治疗、预后。内科学的方法是通过病史询问或面谈后，进行理学检查，根据病史与检查所见做实验诊断与影像检查，以期在众多鉴别诊断中排除可能性较低者，获得最有可能的诊断；获得诊断后，内科的治疗方法包含追踪观察、生活方式转变、药物、介入性治疗（如心导管、内视镜）等，根据病人的状况调整药物的使用，防止并处理副作用及并发症。

内科学在临床医学中占有极其重要的位置，它不仅是临床医学各科的基础，而且与它们存在着密切的联系。内科学的知识来源于医疗实践，以前的医学家在治病救人的过程中，经过不断地积累经验，去伪存真、去粗采精，从实践中不断提高认识水平，通过多年的长期积累，逐渐形成有系统的诊治疾病的方法。经过一代又一代的医学家将这些实践得来的知识，经过整理和归纳，并加以系统地研究（包括循证医学的研究），才发展为内科学。一个优秀的临床医生，不但要有为人民服务的心愿，还要有为人民服务的本领。要获得治病的本领，既要善于读书，又要勤于实践，并在实践中不断地总结经验和教训，如此多年地深研苦钻，才能成才。

本书围绕"辅助诊断技术与内科疾病治疗"这一主题，阐述了现代临床常用辅助检查技术、临床智能辅助诊断技术，论述了感染性疾病（病毒性疾病、细菌性疾病、深部真菌疾病）的治疗、呼吸道疾病（呼吸道感染、支气管疾病、肺炎、肺真菌病等）的治疗等，以期为读者理解与践行辅助诊断技术与内科疾病治疗提供有价值的参考和借鉴。本书内容翔实、条理清晰、逻辑合理，在写作的过程中注重理论与实践相结合，实用性强，查阅方便，适用于工作在一线的临床内科医生。

笔者在本书中表达的观点和看法有一定的探索性，存在缺陷和不足，望学术界的前辈和读者能够提供宝贵的意见，帮助作者优化完善研究成果。本书中借鉴了许多专家学者的研究成果，在这里向他们表达最诚挚的感谢。

目　录

第一部分
辅助诊断技术

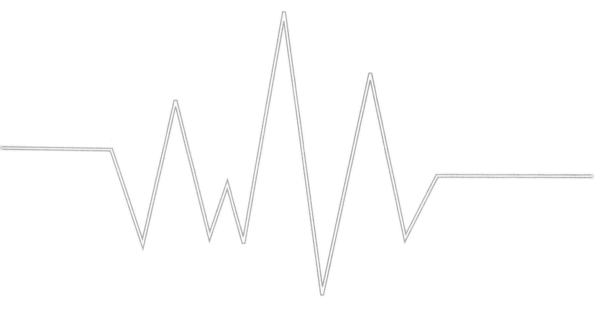

第一章　影像学、细胞学与专病知识库驱动下的辅助诊断技术

第一节　影像学辅助诊断技术

医学影像学（Medical Imaging），是研究借助于某种介质（如X射线、电磁场、超声波等）与人体相互作用，把人体内部组织器官结构、密度以影像方式表现出来，供诊断医师根据影像提供的信息进行判断，从而对人体健康状况进行评价的一门科学，包括医学成像系统和医学图像处理两方面相对独立的研究方向。医学成像又称卤化银成像，因为从前的菲林（胶卷）是用感光材料卤化银化学感光物成像的。

影像学检查的项目如下：

一、X线检查

（一）概述

X线检查，又称X光检查。主要通过X光成像仪器利用X射线直接照射人体以后形成影像，即平时俗称的拍片。在临床中运用比较广泛，如胸部平片、腹部平片、骨关节平片。

X线检查是一种简便而常用的检查方法，可从不同角度观察脏器的形态及功能改变[1]。X射线摄影需要用特制的感光胶片，由于X射线穿过人体时，人体内密度高的部位吸收X射线多，在胶片上乳剂感光少，冲洗后呈白色；反之，密度低的部位呈灰色或黑色，从而形成人体影像。胶片可以长期保存。射线剂量少，但价格比透视贵。体层摄影为临床上常用的一种特殊检查方法，多用于证实肺内有无空洞形成、骨骼是否有破坏、腔内是否有腐骨、气管是否有狭窄等。

---

[1]　李佩文.实用中西医结合肿瘤内科学[M].北京：中国中医药出版社，2014.10.01.

（二）检查分类

X射线检查分为普通检查、特殊检查和造影检查。

1.普通检查

（1）透视

可转动患者体位进行观察避免前后重叠，更有利于病变的发现和观察，同时了解器官动态变化。

（2）摄影（平片）

成像对比度及清晰度较好，有利于病灶的观察，且可做客观记录，有利于肿瘤治疗前后对照。

2.特殊检查

（1）体层摄影

病灶体层摄影——了解病灶内部结构有无破坏、空洞或钙化，病灶边缘情况及病变的确切部位和范围。气管体层摄影——用于肿瘤及纵隔病变检查，可显示器官、支气管有无狭窄、堵塞或扩张，可显示纵隔气管旁淋巴结有无肿大。钼靶X射线摄片技术——主要用于软组织和乳腺。

3.造影检查

为了弥补普通X射线检查器官之间缺乏天然对比，用人工的方法将造影剂引入需要检查的器官内或其周围组织内，为增强其对比而使器官清晰显影以利观察，这种方法为造影检查。口服造影剂多用硫酸钡制剂，注射用造影剂为有机碘的水溶液（三碘苯甲酸衍生物），非离子型造影剂由于其亲水性好，毒性低，反应小，适合用于心肾功能不全、年老体弱病者。注射用造影剂多用于心、脑血管、泌尿系造影等。碘的制剂还有油剂，可用于支气管、子宫输卵管、瘘管造影。

（1）食管钡餐检查

食管癌明确诊断及了解病变范围以利于手术治疗；食管外病变（如喉癌、纵隔肿瘤、甲状腺肿瘤、纵隔淋巴结肿大）引起的食管变化；食管癌治疗前后对比及术后观察吻合口、瘘管等。

（2）胃十二指肠钡餐检查

诊断胃十二指肠及小肠肿瘤并了解胃肠道功能改变。

（3）胃双重对比造影法

对胃内早期癌（表面型及凹陷型胃癌）诊断帮助很大。

（4）十二指肠低张力造影

对胰头区肿瘤及十二指肠本身占位性病变帮助很大。

（5）小肠造影检查

确定阻塞性质及病变情况。

（6）结肠钡灌肠检查

结肠癌诊断及了解病变范围。

（三）医学检查应用范围

常用于神经系统的X射线检查有头颅平片、脑血管造影、CT 、脊髓造影等；常用于循环系统的X射线检查有心脏透视、心脏远距摄影、心血管造影；常用于消化系统的X射线检查有消化道造影，胆道系统的X射线照片和造影，肝脏的CT检查，胰腺的B超、CT或血管造影；常用于泌尿系统的X射线检查有X射线腹部平片、静脉尿路造影、逆行肾盂造影 、肾血管造影及CT；常用于运动系统的X射线检查有X射线透视、X射线平片、断层摄影、血管造影、关节造影、椎管造影及CT等；常用于妇产科的X射线检查有腹部平片 、子宫输卵管造影、盆腔充气造影等。

二、CT

（一）概述

CT（Computed Tomography），即电子计算机断层扫描，它是利用精确准直的X线束、γ射线、超声波等，与灵敏度极高的探测器一同围绕人体的某一部位做一个接一个的断面扫描，具有扫描时间快，图像清晰等特点，可用于多种疾病的检查；根据所采用的射线不同可分为：X射线CT（X-CT）以及γ射线CT（γ-CT）等。

（二）设备组成

CT设备主要有以下三部分：扫描部分由X线管、探测器和扫描架组成；计算机系统，将扫描收集到的信息数据进行贮存运算；图像显示和存储系统，将经计算机处理、重建的图像显示在电视屏上或用多幅照相机或激光照相机将图像摄下。

从提出到应用，CT设备也在不断地发展。探测器从原始的1个发展到多达4800个，扫描方式也从平移/旋转、旋转/旋转、旋转/固定，发展到新近开发的螺旋CT扫描（spiral CT scan）。计算机容量大、运算快，可达到立即重建图像。由于扫描时间短，可避免运动产生的伪影，例如，呼吸运动的干扰，可提高图像质量；层面是连续的，所以不至于漏掉病变，而且可行三维重建，注射造影剂用于血管造影可得CT血管造影（CT angiography，CTA）[1]。

超高速CT扫描所用扫描方式与前者完全不同。扫描时间可短到40 ms以下，每秒可获得多帧图像。由于扫描时间很短，可摄得电影图像，能避免运动所造成的伪影，因此，适用于心血管造影检查以及小儿和急性创伤等不能很好地合作的患者检查。

（三）医学检查应用范围

CT检查对中枢神经系统疾病的诊断价值较高，应用普遍。对颅内肿瘤、脓肿与肉芽肿、寄生虫病、外伤性血肿与脑损伤、脑梗死与脑出血以及椎管内肿瘤与椎间盘脱出等病诊断效果好，诊断结果较为可靠。因此，脑的X线造影除脑血管造影仍用以诊断颅内动脉瘤、血管发育异常和脑血管闭塞以及了解脑瘤的供血动脉以外，其他如气脑、脑室造影等均已较少使用。螺旋CT扫描，可以获得比较精细和清晰的血管重建图像，即CTA，而且可以做到三维实时显示，有望取代常规的脑血管造影。

CT对头颈部疾病的诊断也很有价值。例如，对眶内占位病变、鼻窦早期癌、中耳小胆脂瘤、听骨破坏与脱位、内耳骨迷路的轻微破坏、耳先天发育异常以及鼻咽癌的早期发现等。但明显病变，X线平片已可确诊者则无需CT检查。

对胸部疾病的诊断，CT检查随着高分辨力CT的应用，日益显示出它的优越性。通常采用造影增强扫描以明确纵隔和肺门有无肿块或淋巴结增大、支气管有无狭窄或阻塞，对原发和转移性纵隔肿瘤、淋巴结结核、中心型肺癌等的诊断，有较大的帮助。肺内间质、实质性病变也可以得到较好的显示。CT对平片检查较难显示的部分，例如同心、大血管重叠病变的显示，更具有优越性。对胸膜、膈、胸壁病变，也可清楚显示[2]。

心及大血管的CT检查，尤其是后者，具有重要意义。心脏方面主要是心包

① 甄瑜，张凤梅，韩伟.影像与检验医学[M].北京：华龄出版社，2014：162-170
② 魏萍编.临床医技新编[M].昆明：云南科技出版社，2016：106-107

病变的诊断。心腔及心壁的显示。由于扫描时间一般长于心动周期，影响图像的清晰度，诊断价值有限。但冠状动脉和心瓣膜的钙化、大血管壁的钙化及动脉瘤改变等，CT检查可以很好显示。

腹部及盆腔部疾病的CT检查，应用日益广泛，主要用于肝、胆、胰、脾，腹膜腔及腹膜后间隙以及泌尿和生殖系统的疾病诊断。尤其是占位性病变、炎症性和外伤性病变等。胃肠病变向腔外侵犯以及邻近和远处转移等，CT检查也有很大价值。当然，胃肠管腔内病变情况主要仍依赖于钡剂造影和内镜检查及病理活检。

（四）CT诊断基本概念

1.CT图像与CT值

（1）CT图像由像素构成

像素是CT扫描时被X线照射部位对X线吸收数据由电子计算机处理，最终显示在电视屏上的一定数目的黑白不同灰度的小颗粒，这些颗粒代表单位容积的吸收参数，亦即图像的最小单位。图像像素按行和列排列，即组成像素矩阵，常用像素矩阵为160×160、256×256、320×320及512×512等。像素矩阵数越大，表明像素单元越小，图像就越精细，CT机也就越先进。

（2）CT值

CT值是表示组织密度的单位。CT扫描时，通过人体被检部位的X线被该部位的组织、器官及病变所吸收。不同组织、器官及病变对X线有不同的吸收值，由电子计算机计算出每个单位的吸收系数而表示出来。所以CT值是表示组织对X线的吸收系数，即表示组织密度的单位。CT值的单位有两种，一种是EMI单位，另一种是H（亨氏）单位，现多用亨氏单位。亨氏单位，以水的CT值为0、骨骼的CT值为+1000H、空气的CT值为-1000H。这样人体内各组织的CT值就包括在从-1000H—+1000H这2000个等级之内。人体最高密度是骨骼，最低密度是含气器官。CT值是以数值表示组织密度高低的一种指标，它不是绝对不变的数值，它与X线管电压的变化及扫描局部不同组织部分容积效应有关。

2.窗宽与窗位

人体组织的CT值在2000个等级左右，而人的肉眼只能辨别16个等级，因此，要观察某一组织的CT改变，就要把CT值调到使人肉眼能分辨的范围，这个CT值范围就叫作窗宽。由于不同组织有不同的CT值，而要观察某一组织的改变必须以该组织的CT值为中心进行观察。这个CT值的中心就叫窗位。如肝脏的CT值为40~50H左右，要观察肝脏的CT值改变就要把窗宽调到200~300H之间，把窗位调到50~100H之间。窗宽、窗位的选择是捕捉病变和观察微小变化的重要一环，如选择不当，就可能漏掉了已扫描到的病变图像。

3.层面、层厚和层距

CT检查是一层一层地扫描，每个层面代表一定的厚度，这个厚度称为层厚。一般CT机层厚为2~10mm。层厚是2mm就是此层面代表了2mm厚度内的图像。因此，层厚越薄，显示的图像越准确，漏诊的机会就越少。对一些微小病变如鞍区微小垂体腺瘤、小听神经瘤有较大的意义。扫描层面与层面之间的距离为层距，一般为10~20mm。层距越小越好。层距过大容易遗漏病变。

4.图像重建与冠状面、矢状面图像

目前，除头颅CT可直接行冠状面扫描外，一般CT检查都是横断面扫描，所得出的都是横断面图像，有时为了确切对病变的定位和定性，需要冠状面或矢状面图像时，就要借助电子计算机的功能对已进行了一定扫描数量的层面重建三维空间冠状面和矢状面图像。

5.图像质量

图像质量受机械本身及检查技术的影响，具体与空间分辨率、密度分辨率以及伪影有关。

（1）空间分辨率：指CT能鉴别最小容积的能力。

（2）密度分辨率：表示能区别组织密度差别的能力。X线剂量的大小、噪声的高低，都可以影响密度分辨率。

（3）伪影：不是被扫描物的真实影像，而是由各种因素造成的一种伪像。如病人躁动、不自主呼吸、心跳、肠蠕动等都可引起伪影。

6.CT值的测试与诊断价值

CT值是指被扫描物的密度指标，CT值的多少代表了被检物的密度。在目前影像学中除CT外，其他检查都无法判定密度。CT值是一个单位面积内的平均值，它与测量的部位、面积的大小、电压的高低及机械本身质量有关。

（五）CT检查方法

1.单纯CT扫描

单纯扫描是指不用任何对比剂的普通扫描，一般为横断面扫描，在头颅检查中还可行直接冠状面扫描。

（1）横断面扫描

为常用的基本扫描方法。人体纵轴与X线束呈垂直关系，所得出的是横断面图像。扫描时，头部保持静止，因轻微的活动都可能产生伪影，影响诊断。所以不合作者或儿童需用麻醉剂。

（2）冠状面扫描

头颅CT可直接进行冠状面扫描，身体其他部位一般不能进行冠状面扫描。

2.特殊CT扫描

（1）薄层扫描

层厚小于10mm，如5mm、2mm或更小，称为薄层扫描。由于层厚小而容易发现微小病灶。如怀疑垂体微腺瘤、微小听神经瘤或肾上腺区微小肿块等都可采用薄层扫描。

（2）重叠扫描

这种方法对减少小病灶的漏诊有帮助，同时由于减少了部分容积效应的影响使伪影减少，密度值也较为准确。一般在检查颅脑内微小病灶时选用较为适宜。

3.增强CT扫描

（1）增强CT扫描的意义

增强CT扫描是指经血管注入含碘水溶性和非离子型造影剂后再行CT扫描的方法。其意义是提高病变与周围正常组织的密度差别。主要应用于病灶的定性和鉴别。另外，除血管注入含碘造影剂外，常用其他方法给予含碘制剂或对比剂，如口服碘番酸，经椎管内注入碘油或阿米培克等使局部组织器官产生对比效果。

（2）增强CT扫描的对比剂及其用量

增强CT扫描用的对比剂主要是含碘制剂，空气或其他有对比作用的也属对比剂。造影剂的种类及用法、用量如下。

①60%泛影葡胺或碘他拉葡胺60~100mL，或30%~35%泛影葡胺200~250mL，均为静脉注射。

②50%胆影葡胺20mL，静脉注射。

③碘番酸，常用量为1g，每5分钟服0.5g。

④阿米培克（Amipague）8~10mL（170mg/mL）。

⑤1.5%~2%泛影葡胺800~1000mL，口服充盈胃肠道，以增加对比。

⑥非离子型造影剂,非离子型造影剂是一类低渗透性、无电荷、较低化学毒性的现代新型造影剂。它与离子型造影剂比较具有增强效果好、副作用少及安全性高的优点。目前常用的有以下几种：A.UItravist（优维显）。其含量有240mg碘/mL与370mg碘/mL，用于血管、心腔及其他组织和脏器的CT增强造影等。B.IsoVist（伊索显）。其含量有190mg碘/mL、240mg碘/mL及300mg碘/mL等,用于脊髓、脑室、脑池及体腔造影（子宫、输卵管、关节、胰胆管等）。C.Omnipaque（欧乃派克）。其含量有300mg碘/mL和350mg碘/mL及370mg碘/mL三种,是近年生产的最新CT增强剂。

（3）增强CT扫描的方法

①静脉注射法；②静脉滴入法；③口服胆囊排泄造影法；④桥脑小脑脚、脑池充气造影法；⑤动脉造影CT检查法；⑥动态CT扫描法；⑦心电图门控动态CT扫描法及阿米培克椎管造影CT扫描法等。

（4）碘过敏反应

碘过敏反应轻者仅有皮肤瘙痒、轻度恶心、心跳加快等，一般不需要特殊处理。中、重度反应尤其是重度反应，可发生呼吸困难、发绀、意识障碍、血压下降等，应立即抢救。

三、磁共振检查

（一）概述

磁共振检查，就是MRI，检查原理其实是用磁场对人体进行成像，进行疾病诊断。在临床上应用比较广泛，主要对软组织分辨高。所以对于软组织结构或病变检查效果非常好，对神经系统的检查效果也非常好。

磁共振检查是影像学中检查方法的一种，目前在临床上比较常用。通常应用磁共振的现象产生磁共振信号而形成图像的核磁检查。这项检查对于人体没有任何的损害，也没有放射性，所以对于孕妇也可以进行检查。但是对于体内有金属物品的患者应避免进行检查，比如安装心脏起搏器的患者、骨科术后体内有钢钉的患者或者体内有节育器之类的患者都不能进行这项检查。以上健康科普知识仅供参考，具体情况需到正规医院检查，由专业医师进行判断。

（二）磁共振成像的原理

磁共振成像（Magnetic Resonance Imaging，MRI）的基本原理是先用磁场标定人体某层面的空间位置，然后用射频脉冲序列（Radio Frequency Pulse

Sequences，RF）照射，当被激发的原子核在弛豫过程中自动恢复到静态场的平衡状态时，把吸收的能量发射出来，用一个线圈监测这些信号，然后再将这些信号借助电子计算机进行图像重建，从而获得人体图像。

构成分子的原子，由原子核和围绕原子核运动的电子组成，核又由质子和中子组成。电子、质子、中子都具有自旋的特性。电子和质子因为带有电荷，所以自旋运动相当于一个圆电流，产生磁场，可用磁矩表示。当处于恒定磁场中时，由于核磁矩和恒定磁场相互作用，使原子核不仅自旋运动，而且自旋运动磁矩还不断改变方向，即原子核在自旋的同时，还以核磁矩为轴做运动。

此时，如在恒定磁场的垂直方向加一射频脉冲，当其能量和核自旋能量相等时，自旋核就吸收这一能量，发生能级跃迁，此即核磁共振吸收，简称核磁共振。

当射频脉冲停止作用，静磁化强度矢量就要再恢复到与主磁场方向平行即平衡状态。这一过程叫弛豫过程。该过程是释放能量的过程，从微观上讲，就是自旋核吸收能量后再由高能级释放能量回到低能级的过程。此过程由两种作用引起，一是自旋—晶格相互作用，称自旋—晶格弛豫过程（T_1）；二是自旋—自旋相互作用，称自旋—自旋弛豫过程（T_2）。T_1和T_2可以测定。

（三）磁共振成像系统

磁共振成像系统主要由磁体系统、谱仪系统、计算机数据处理与图像重建系统构成。

磁体系统是磁共振成像的关键设备。它由主磁体、梯度线圈和与主磁场成正交的射频线圈构成。目前有三种类型的主磁体：常导电磁体（阻抗磁体）、永磁磁体、超导电磁体。各种主磁体都有自身的优缺点。梯度线圈产生和控制磁场中梯度，以实现磁共振信号"空间编码"。

谱仪系统由梯度场的发生与控制、射频场的发生与控制、信号的发生与控制等部分组成，其工作由计算机控制。

计算机数据处理与图像显示系统。包括数据采集、信号处理、图像显示等部分。由相敏探测器送来的信号，经A/D转换器，把模拟信号转为数字信号，放入存储器中存贮和累加，然后把累加的信号经由计算机完成傅立叶变换，得出层面图像数据，再经D/A转换，加到图像显示器，用不同的灰度等级或颜色显示欲观察的层面图像。

磁共振成像目前以提供解剖图像、显示病理改变为主要功能，对某些疾病诊断有特殊意义。与X线计算机断层扫描（X—CT）相比，其优点为无放射线损伤，能从横断面、矢状面、冠状面三个不同方向显示病变。另外X—CT仅测定某一层面不同组织所通过的X线吸收系数成像，而磁共振成像则受数个参数影响，利用不同的成像技术和脉冲序列成像，使其分别适合观察解剖结构和病理改变。

常用的脉冲序列有三种，即部分饱和脉冲序列（PS）、反转恢复脉冲序列（IR）和自旋回波脉冲序列（SE），其中最多用的是SE脉冲序列。

另外，影响磁共振成像有五个参数，即单位体积内质子密度N（H），T_1弛豫时间，T_2弛豫时间，射频脉冲重复作用时间（Tn），回波延迟时间（Tg）。前3个参数由组织特性决定，后2个参数可以人为选择。在磁共振成像诊断工作中，医生必须了解数据采集、各种序列和参数变化对图像的影响，而且能根据诊断要求灵活运用这些参数和序列。例如血流在饱和恢复序列（SR）图像上，显示高信号强度（白色），而在SE图像上则为低信号（黑色）。脑白质在IR图像上比脑灰质亮（信号强），而在长Tz的SE图像上亮度低于脑灰质（信号弱）。

各种组织、病变在SE序列，T_1和T_2加权图像上的磁共振信号。

（1）T_1和T_2加权图像上无磁共振信号的组织：空气、迅速流动的血液、皮质骨、韧带、肌腱、瘢痕组织和钙化。

（2）T_1加权图像上磁共振信号增强者：脂肪、亚急性出血，含有蛋白液体的囊肿、流速慢的血液和顺磁性造影剂。

（3）T_2加权图像上磁共振信号增强的病变：水肿、炎症、亚急性出血、肿瘤、囊肿和流动慢的血液。

（4）T_2加权图像上磁共振信号减弱者：水肿、梗死、缺血坏死、炎症、肿瘤、囊肿、钙化。

（5）T_2加权图像磁共振信号减弱的病变：皮质骨、骨岛、股骨头营养血管（此三种组织T_1加权图像也呈低信号），急性出血、含铁血黄素、钙化。

（四）注意事项

磁共振检查具有安全、无辐射、精确等优点，确保以下几点才可以进行磁共振检查。

（1）体内有磁铁类物质者，如装有心脏起搏器、人工瓣膜，重要器官旁有金属异物残留等，均不能做此检查，但体内植入物经手术医生确认为非磁性物体者可进行磁共振检查。

（2）要向技术人员说明以下情况：有无手术史；有无任何金属或磁性物质植入体内包括金属节育环等；有无假牙、电子耳、义眼等；有无药物过敏；有无金属异物溅入体内。

（3）不要穿着带有金属物质的内衣裤，检查头、颈部的病人应在检查前一天洗头，不要使用任何护发用品。

（4）检查前需脱去除内衣外的全部衣服，换上磁共振室的检查专用衣服。去除所佩戴的金属品如项链、耳环、手表和戒指等。除去脸上的化妆品和假牙、义眼、眼镜等物品。

（5）检查前要向医生提供全部病史、检查资料及所有的X线片、CT片、以前的磁共振片等。

（6）腹部（肝、脾、肾、胰腺、胆道、输尿管等）检查者检查前禁食4小时，并于检查前注射654-2一支。

（7）磁共振泌尿系统造影（MRU）者检查前口服呋塞米20mg。

（8）做磁共振检查要有思想准备，不要急躁、害怕，要听从医师的指导，耐心配合。

（五）检查适应证

1.中枢神经系统

脑内血管病变、颅脑肿瘤、脊髓各种病变、颅内感染、脑部退行性变、颅脑先天发育畸形、颅脑外伤。

2.五官科

（1）眼眶内炎症、眶内肿瘤、眶内血管病变。

（2）鼻旁窦炎症、肿瘤。

（3）舌部肿瘤。

（4）腮腺病变。

（5）耳部各种肿瘤。

3.胸部

（1）心脏及大血管畸形及肿瘤。

（2）纵隔肿瘤及纵隔疝。

（3）肺部先天畸形、肺血管病变及肿瘤。

（4）乳腺炎症、增生及肿瘤。

4.腹部

（1）肝囊肿、血管瘤、肝癌。

（2）胆道结石、肿瘤。

（3）脾、肾、胰腺挫伤、炎症及肿瘤。

（4）前列腺增生、肿瘤。

（5）卵巢、子宫先天畸形及肿瘤。

5.肌肉骨骼系统

（1）肩关节、膝关节损伤。

（2）股骨头缺血坏死。

（3）骨骼炎症及肿瘤。

四、超声

（一）概述

超声波的波长比一般声波要短，具有较好的各向异性，而且能透过不透明物质，这一特性已被用于超声波探伤和超声成像技术。超声成像是利用超声波呈现不透明物内部形象的技术，把从换能器发出的超声波经声透镜聚焦在不透明试样上，从试样透出的超声波携带了被照部位的信息（如对机械波的反射、吸收和散射的能力），经声透镜汇聚在压电接收器上，所得电信号输入放大器，利用扫描系统可把不透明试样的形象显示在荧光屏上。上述装置称为超声显微镜。超声成像技术已在医疗检查方面获得普遍应用，在微电子器件制造业中用来对大规模集成电路进行检查，在材料科学中用来显示合金中不同组分的区域和晶粒间界等。声全息术是利用超声波的干涉原理记录和重现不透明物的立体图像的声成像技术，其原理与光波的全息术基本相同，只是记录手段不同而已。用同一短波信号源激励两个放置在液体中的换能器，它们分别发射两束相干的超声波：一束透过被研究的物体后成为物波，另一束作为参考波。物波和参考波在液面上相干叠加形成声全息图，用激光束照射声全息图，利用激光在声全息图上反射时产生的衍射效应而获得物的重现像，通常用摄像机和电视机作实时观察。

超声检查（ Ultrasound Examination ）是利用超声波的物理特性和人体组织

声学参数进行成像，结合解剖学、病理生理学及临床医学等学科的医学影像检查技术。

频率超过人耳听阈上限20kHZ以上的声波即为超声波，医用超声具有指向性、反射、折射、散射、衰减、吸收及多普勒效应等多种物理特性，声波穿过不同组织、器官的界面会形成不同强度的回声，这些回声信号经过计算机处理后成像，医生通过分析超声声像图对疾病作出诊断。

超声检查在肝、胆、胰、脾、肾等腹腔脏器、乳腺及甲状腺等浅表器官、心脏及血管等循环系统、肌肉骨骼等运动系统、妇科及产科运用较多，对结石、积液的诊断、肿瘤性质的判定、器官功能的评估、胎儿产前检查及有创操作引导等方面有十分重要的作用。

超声检查是一种没有放射损伤的无创性检查，操作方便，可多次反复应用。

（二）超声检查的项目

（1）超声检查分为普通超声检查及特殊超声检查。

（2）普通超声检查如腹部超声、乳腺及甲状腺超声、颈部血管超声等，超声检查会显示组织器官的解剖结构、形态、大小、层次，病灶的数量、形态、大小、位置、边界、回声强度、回声性质、毗邻关系及血供等，能进行功能评估及血流动力学参数测定。

（3）特殊超声检查如超声造影、介入超声等，可在普通超声的基础上进一步明确病变的性质。

（三）超声检查的类型

不同科室会根据病变部位选择不同的超声检查，如心脏超声、腹部超声、浅表器官超声、血管超声、肌肉及骨关节超声、妇科及产科超声等。依据检查方法，超声检查分为A型超声、B型超声、M型超声、D型超声、三维超声、超声造影等。

（1）A型超声：为振幅调制，属于一维的波形图，目前临床应用较少。

（2）B型超声：为灰度调制，属于二维超声，是目前应用最广泛的超声检查方法，也是其他超声检查的基础，常用于腹、盆腔脏器、浅表器官、心脏、血管、肌肉、骨关节等检查。

（3）M型超声：为灰度调制的特殊类型，主要用于检查心脏和大血管。

（4）D型超声：即多普勒超声，包括彩色多普勒血流成像、彩色多普勒能量图、脉冲多普勒超声、连续多普勒超声及组织多普勒成像，可检查心脏、血管，并对心肌运动及血流情况进行定性和定量分析。

（5）三维超声：为二维图像的三维重建，分为静态三维成像和动态三维成像，主要用于心脏、血管及胎儿检测。

（6）超声造影：是利用血液中超声造影剂在声场中的非线性效应和所产生的强烈背向散射来获得对比增强图像，超声造影能动态观察微泡造影剂的灌注过程，评估器官、组织及病灶局部血流灌注情况。

（四）检查目的

超声检查是一种无创性检查，操作方便，检查目的包括观察脏器位置、大小、形态、内部结构是否正常，常用于腹部及浅表实质脏器有无弥漫性病变（脂肪肝、肝硬化、桥本氏甲状腺炎等）或局限性病变（囊肿、脓肿、实性或囊实性肿瘤、结石等）的诊断。

可检查的疾病包括先天性心脏病（房间隔缺损、室间隔缺损、动脉导管未闭、法洛四联症等）及后天获得性心脏病（心脏瓣膜病、心肌病、冠状动脉粥样硬化性心脏病、主动脉夹层、心包疾病及心脏肿瘤等）的诊断。

还能检查腹部及周围血管病变（动脉粥样硬化闭塞、动脉瘤、动静脉血栓、下肢静脉瓣功能不全等）的诊断、肌骨关节系统疾病（肌肉、肌腱、韧带、周围神经有无损伤、软组织肿瘤、肌腱病、腱鞘炎、关节滑膜炎、滑囊炎、周围神经卡压、发育性髋关节发育不良、肌性斜颈等）、胸腔或腹盆腔积液检查。

并可进行功能评估，如心功能、肺动脉压力的测定等。还能对生理发育进行监测，如孕妇产前检查胎儿、女性进行卵泡检测等。超声可行超声引导下穿刺活检（细胞学活检、组织学活检等）及治疗（置管引流、肿瘤消融治疗等）。

对治疗和术后的患者也可行超声检查进行疗效评估及随访。超声对软组织、实性脏器显示更为清晰，但对空腔脏器、骨组织显示欠佳，需要多结合病史及其他影像学检查。

五、核医学检查

（一）概述

核医学是采用核技术来诊断、治疗和研究疾病的一门新兴学科。它是核技术、电子技术、计算机技术、化学、物理和生物学等现代科学技术与医学相结合的产物。核医学可分为两类，即临床核医学和基础核医学或称实验核医学。前者又与临床各科紧密结合并互相渗透。核医学按器官或系统又可分为心血管核医学、神经核医学、消化系统核医学、内分泌核医学、儿科核医学和治疗核医学等。20世纪70年代以来由于单光子发射计算机断层和正电子发射计算机断层技术的发展，以及放射性药物的创新和开发，使核医学显像技术取得突破性进展。它和CT、核磁共振、超声技术等相互补充、彼此印证，极大地提高了对疾病的诊断和研究水平，故核医学显像是近代临床医学影像诊断领域中一个十分活跃的分支和重要组成部分。

实验核医学（experimental nuclear medicine）和临床核医学（clinical nuclear medicine）两部分。

实验核医学利用核技术探索生命现象的本质和物质变化规律，已广泛应用于医学基础理论研究，其内容主要包括核衰变测量、标记、示踪、体外放射分析、活化分析和放射自显影等。临床核医学是利用开放型放射性核素诊断和治疗疾病的临床医学学科，由诊断和治疗两部分组成。诊断核医学包括以脏器显像和功能测定为主要内容的体内（in vivo）诊断法和以体外放射分析为主要内容的体外（in vitro）诊断法；治疗核医学是利用放射性核素发射的核射线对病变进行高度集中照射治疗。

（二）医学检查应用范围

这种诊断方法一般具有灵敏、简便、安全、无损伤等优点，用途非常广泛，几乎所有组织器官或系统的功能检查，都可应用。最常用的同位素诊断可分为三类。

1.体外脏器显像

有些试剂会有选择性地聚集到人体的某种组织或器官。以发射 γ 射线的同位素标记这类试剂，将该试剂给患者口服或注射后，利用 γ 照相机等探测仪器，就可以从体外显示标记试剂在体内分布的情况，了解组织器官的形态和功能。例如硫化Tc胶体经注射进入血液后，能被肝脏的枯氏细胞摄取，探测仪器在体外的记录可显示出肝脏放射性物质的分布，从而可判断肝脏的大小、形态和位置，肝脏是否正常，有无肿块，等等。这种检查已成为肝癌诊断的不可缺少的方法。目前脏器显像已广泛用于肝、脑、心、肾、肺等主要组织、器官的形态和功能检查。

同位素脏器显像不但反映脏器形态，而且可显示脏器的生化或生理功能。例如，肝闪烁图反映肝细胞吞噬功能，脑闪烁图反映血脑屏障功能，肺扫描则反映肺灌注或通气功能。闪烁照相还能够对某一器官连续摄影，使医生能够对器官功能和病理变化进行动态观察。

发射计算机断层仪是体外显像的一种先进工具。用它可灵敏地观察到同位素在人体内任一平面的分布，也可以从许多断层影像重现三维形象。采用适当标记试剂时，连闭上眼睛所引起的脑中一定区域内血流量或葡萄糖代谢的细微变化，都可用此仪器测定出来。它在早期诊断疾病上很有发展前途。

2.脏器功能测定

测定器官功能的同位素方法。例如，测定甲状腺摄I离子的数量和速度，以检查甲状腺功能状态；在注射（碘-131）-邻碘马尿酸后，用探测仪器同时记录两侧肾区放射性起落变化曲线，以检查两侧肾脏血流情况、肾小管分泌功能和输尿管通畅程度；在注Cr标记的红细胞后，测定血中放射性消失的速度，以查出红细胞寿命等。

3.体外放射分析

用竞争放射分析这种超微量分析技术，可以准确测出血、尿等样品中小于10克的激素、药物、毒物等成分。用这种方法测定的具有生物活性的物质已达到数百种。中国曾把这种技术用于妊娠早期检查、献血员肝炎病毒检查、肝癌普查等。另外，还可以通过中子活化分析测出头发、指甲、血、尿等样品中的各种微量元素，用来诊断微量元素异常所引起的一些疾病。

核射线有杀伤细胞的能力。用放射性碘治疗甲状腺功能亢进，是内服同位素疗法中最成功的例子。I的β射线可有效地将甲状腺组织破坏，等于进行了一次"无刀手术"，P常用于治疗真性红细胞增多症。还可采用放射性磷、锶等同位素敷贴疗法治疗血管瘤、湿疹、角膜炎症等浅表部位的皮肤病和眼科疾病。此外，钴治疗机、电子感应加速器、直线加速器等外照射治疗已成为治疗恶性肿瘤的重要手段，在癌症治疗中所占的比重高达70%左右，而且遍及癌症的绝大部分病种。

（三）核医学的卫生防护

（1）工作人员应了解有关放射性核素的基本知识和临床知识，并熟悉各项工作常规，按有关规定考核合格、体检合格，并按国家规定持有放射性工作许可证方可正式参加操作。

（2）医用核素室的建筑大体分为：清洁区（办公室、会议室）；工作区（测量室、扫描室、示踪室等）；活性区（注射室、储源室、分装室、洗涤室、病室等）。工作区与活性区应根据放射性强度不同，进一步区分为高、中、低活性区。清洁区与活性区、工作区之间应有卫生通过间及清洁、洗消设施；清洁区与活性区应各有独立通道与外界相通，有各自的卫生间分别供工作人员与患者出入及使用。

（3）工作人员进入活性区应穿戴防护用品，离开高活性操作区前应通过卫生通过间进行清洁处理。

（4）器具、装备、清洁工具等均须按区固定使用，不得混淆；核医学科内各项清洁方法一律采用湿洁法，以防尘土飞扬。

（5）核医学工作室必须配备放射性固、液、气体放射性废物处理及（或）存放设施；患者所用物品应固定使用，排泄物和接触到排泄物的敷料、棉花、纸张等，应按国家有关规定进行处理。

（6）进行放射性核素（放射药物）操作，包括制备、分装、应用、存贮等，应在专门的操作间实施；其中开放式高活性操作（发生器淋洗、标记、分装）应在专用通风橱内进行；高活性操作间应有必要的洗消、通风等防护装备。

（7）活性工作区内不得进食、饮水、住宿（接受特殊检查的患者除外）。

（8）清洁区及其他非活性区内不得进行放射性核素操作，不得携入带有放射性的物质、器具，已使用过放射性药物的患者亦不得进入，以防止放射性污染。

（9）所有工作人员应定期进行职业体检，建立健康档案；必须自觉遵守有关防护规定与操作规则，并有义务主动参与放射性工作场所的管理、监督，并在有特殊情况时及时向上级及有关部门报告。

（10）严格按操作规程要求进行工作。未经允许，不得随意更改投给患者的示踪剂剂量、检查（显像）条件[1]。

---

① 王伯苓.核医学[M].北京：科学出版社，2010.

第二节　细胞学辅助诊断技术

一、细胞学检查的定义

细胞学检查是指通过对患者病变部位脱落、刮取和穿刺抽取的细胞，进行细胞形态学的观察并做出良、恶性诊断，细胞学检查目前主要应用于肿瘤的诊断，也可用于某些非肿瘤性疾病的诊断。

二、细胞学检查的主要方式

细胞学检查主要包括：痰液中的脱落细胞、经穿刺抽取的胸、腹、心包腔、脑脊髓膜腔液体中的脱落细胞、经内窥镜刷涂片、采集的细胞，或经细针吸取（FNA）技术（针外径0.6~0.9mm）直接或在B超、CT引导下穿刺吸取出的组织器官病变处的细胞等，将这些细胞直接或经离心沉降等方法处理后涂片、固定、染色，在光镜下观察、诊断。主要目的是判定有无肿瘤细胞，是良性还是恶性。

三、细胞学检查的优缺点

（一）优点

（1）取材范围广，损伤很小或无损伤，经济、快速、安全。

（2）常有较高的阳性率（主要用于区别良、恶性）。

（3）尤其适用于大规模的肿瘤普查，可对人体多种恶性肿瘤起到初筛作用。

（二）局限性

（1）存在一定比例的假阴性和假阳性。

（2）主要用于对肿瘤病变的定性（良、恶），而进一步判定肿瘤类型、亚型、浸润、转移等一般均有困难。

四、细胞学检查技术

1.常规染色

有HE、瑞氏、姬姆萨和巴氏染色法等，可单独或联合应用。

2.滤膜技术

由北京曼博瑞公司开发生产的一次性使用病变细胞采集器已投放市场，该器使用10μm或5μm孔径的滤膜，能在数分钟内处理数百毫升液体标本（胸腹水、心包积液和尿液等），采集瘤细胞量大而易于诊断。某医院试验百余例与离心沉

19

渣涂片对照，提高阳性诊断率近1倍。

3.核仁组成区嗜银蛋白染色（AgNOR）

银颗粒计数和分型可辅助判断细胞的良、恶性。但各家报告结果差别颇大，真正引入诊断使用时，须探索自己的应用标准。我们体会，颗粒计数在6个以上和弥漫、聚集及混合型颗粒为恶性指征。小细胞恶性淋巴瘤颗粒在4个以上。

4.免疫细胞化学

有多种抗体可供选择使用，其主要是帮助判断细胞的组织来源，较少涉及良、恶性。

5.流式细胞检测和图像分析

帮助判断肿瘤良、恶性。

6.电镜下观察细胞超微结构

帮助判断组织发生。

必须指出，细胞学是以观察常规染色的涂片为基础，结合临床资料才能做出诊断，任何辅助技术仅起到帮助判断的作用。

五、细胞学检查在疾病诊断上的应用

（一）DNA定量分析和宫颈液基细胞学检查在宫颈病变中的诊断价值

1.目的

探讨DNA倍体检测和宫颈液基细胞学检查在宫颈病变诊断中的应用价值。

2.方法

对3296例患者进行DNA倍体检测和宫颈液基细胞学检查，对其中110例检出DNA异倍体和（或）液基细胞学异常者行宫颈活检，分析两种方法对诊断宫颈病变的临床意义。

3.结果

（1）基细胞学的阳性率和DNA异倍体细胞的检出率分别为8.1%和7.0%，差异无统计学意义（$P > 0.05$）；随着DNA异倍体细胞数量的增加，液基细胞学检查的阳性率相应增加，且细胞病变的严重程度相应增加。

（2）以3个以上（中量）DNA异倍体出现作为活检标准，发现宫颈病变的敏感性为76.9%，特异性为71.1%；以液基细胞学检查中低级别鳞状上皮内病变（LSIL）及以上阳性作为活检标准，发现宫颈病变的敏感性为58.5%，特异性为77.8%。

（3）液基细胞学检查为正常或良性改变的9例妇女，由于DNA异倍体出现，予组织病理学检查，检出CINⅠ和CINⅡ各1例；DNA异倍体为阴性的15例患者，结合液基细胞学检查的阳性结果，予组织病理学检查检出CINⅠ3例，CINⅡ1例。

（4）液基细胞学检查ASCUS 46例，DNA异倍体阴性者发现宫颈病变的阳性率15.4%，而DNA异倍体阳性者发现宫颈病变的阳性率为54.5%；两者比较差异有统计学意义（$P<0.05$）。

4.结论

在宫颈癌筛查中，宫颈液基细胞学检查和DNA倍体检测相结合，可减少漏诊，提高细胞学检查的质量。

（二）不同细胞学检查方法在宫颈癌筛查中的应用

1.目的

评价不同细胞学检查方法在宫颈癌筛查中的作用，探讨宫颈癌筛查的适宜技术，以便做到早诊早治，有效提高宫颈癌前病变的检出率。

2.方法

采用液基薄层细胞学检测技术（TCT）及传统宫颈细胞涂片（巴氏涂片）法，分别对1091名及4784名受检者进行宫颈癌筛查，根据细胞学结果阳性的受检者，在阴道镜下取活体组织检查（活检）行病理学检查。

3.结果

传统细胞学涂片和液基细胞学的灵敏度、特异度、阴性预测值、阳性预测值符合率分别为：44.44%，83.33%，30%，90.32%，77.95%，92.10%，88.37%，77.78%，96.20%，89.52%；液基细胞学对子宫颈癌前病变的检出率（91.76%）高于巴氏涂片（40.00%），差异有统计学意义（$P<0.05$）。

4.结论

液基细胞学检查敏感性明显高于传统宫颈细胞涂片法，能大大提高检出率，尤其是对LSIL和HSIL的患者

（三）高危型人乳头状瘤病毒DNA检测与细胞学联合检查对子宫颈癌前病变筛查的研究

1.目的

评价高危型人乳头状瘤病毒（HPV）DNA检测联合宫颈细胞学检查对宫颈癌

前病变筛查的效果。

2.方法

对5210名妇女进行宫颈癌前病变筛查，采用第二代杂交捕获试验（HC-Ⅱ）检测高危型HPV DNA联合细胞学检查，同时进行阴道镜检查，并以宫颈活检的组织病理学结果为确诊标准。

3.结果

受检者平均年龄（34±9）岁，筛查并最后经病理诊断为HPV感染890例，宫颈上皮内瘤变（CIN）Ⅰ级83例，CINⅡ73例，CINⅢ80例，宫颈浸润癌54例，子宫内膜癌5例，阴道上皮内瘤样病变1例，宫颈结核1例。以组织病理学为确诊标准，高危型HPV DNA检测CINⅡ、Ⅲ的敏感度是92.22%，特异度是74.71%，阳性预测值5.19%，阴性预测值99.84%。宫颈细胞学筛查CINⅡ、Ⅲ，以未明确诊断意义的不典型鳞状上皮细胞（ASCUS）为分界点的敏感度、特异度、阳性预测值和阴性预测值分别是90.00%、80.34%、11.94%和99.63%；以低度鳞状上皮内病变（LSIL）为分界点的敏感度、特异度、阳性预测值和阴性预测值分别是70.13%、91.58%、11.11%和99.51%；以高度鳞状上皮内病变（HSIL）为分界点的敏感度、特异度、阳性预测值和阴性预测值分别是48.05%、98.46%、31.90%和99.21%。高危型HPV DNA检测联合细胞学检查筛查CINⅡ、Ⅲ的敏感度、特异度、阳性预测值和阴性预测值分别是98.70%、73.08%、5.21%和100.00%。高危型HPV DNA在不同宫颈病变中的阳性率分别是：宫颈癌85.2%（46/54），CINⅢ92.5%（74/80），CINⅡ86.3%（63/73）和CINⅠ45.8%（38/83）。

4.结论

高危型HPV DNA检测在宫颈癌前病变的筛查中有很高的敏感度和阴性预测值，高危型HPV DNA检测联合细胞学检查可使敏感度和阴性预测值有提高，但特异度未能提高。

（四）痰和纤维支气管镜刷片细胞学检查在肺癌诊断中的意义

1.目的

探讨痰和纤维支气管镜刷片细胞学检查在肺癌诊断中的意义。

2.方法

收集532例同时进行痰和纤维支气管镜检查的肺癌病例，分析痰和纤维支气管镜刷片细胞学检查的敏感性和分型的准确性，与纤维支气管镜检查组织学对比，评价细胞学在肺癌诊断中的意义。

3.结果

痰细胞学的敏感性为33.8%，纤维支气管镜刷片细胞学的敏感性为58.7%，纤维支气管镜检查组织学的敏感性为39.1%。痰细胞学分型诊断与组织学的符合率鳞癌为95.7%，腺癌为87.2%，小细胞癌为100.0%，痰细胞学区分小细胞癌和非小细胞癌的准确性为100.0%。纤维支气管镜刷片细胞学分型诊断与组织学的符合率鳞癌为93.3%，腺癌为85.4%，小细胞癌为95.5%，纤维支气管镜刷片细胞学区分小细胞和非小细胞癌的准确性为98.0%。

4.结论

纤维支气管镜刷片细胞学具有较高的敏感性，在肺癌的诊断中有重要的应用价值。痰细胞学敏感性较低，但可作为纤维支气管镜检查阴性和不能耐受纤维支气管镜检查的肺癌患者的补充检查手段。两者的细胞学分型具有较高的可信度。

第二章　现代临床常用辅助检查技术

第一节　实验诊断

一、概述

实验诊断（laboratory diagnosis），通过感官观察、试剂反应和仪器分析等对离体标本如体液（血、组织液、脑脊液等）、分泌物（唾液、胃液等）、排泄物（痰、汗、尿、粪等）和脱落物（脱落的细胞、组织等）进行检查，为临床诊断、病情判定、疗效观察以及预后估计提供实验依据的一种诊病方法。实验诊断涉及许多基础和临床学科，是现代医学的重要组成部分。随着新技术、新方法在实验诊断中的应用，临床检验的范围逐渐扩大，项目日益增多，敏感性、特异性和准确性也显著提高，并已发展为一门独立的医学学科——实验诊断学。

实验诊断虽然在临床诊断中占重要地位，但实际应用中，因检测方法的灵敏度和特异性各不相同，诊断价值也不一样。加之，不同疾病的同一项目检查结果可以很相近；而在同一种疾病，因病情和病期的不同，同一项目的检查结果则可有很大差异。所以必须结合临床实际情况，对检查结果进行分析、解释才能得出合理的判断。

二、实验诊断的主要内容

实验诊断可大致分为八类。

（一）临床一般检查

指对血、尿、粪、痰、各种穿刺液和分泌物的常规性检查，包括外观物理性状、一般化学定性反应，染色或不染色的有形成分显微镜下观察等。

（二）临床血液学检查

包括血细胞生成动力学、形态学和组织化学检查，出血、凝血、纤维蛋白溶解和溶血机理检查以及卟啉、血红素、血红蛋白和异常血红蛋白检查等。

（三）临床化学或临床生物化学检查

包括体液的电解质和微量元素检查，脂肪、糖和蛋白质及其代谢产物检查，激素及内分泌功能检查，酸碱平衡及血气检查，维生素检查，脏器功能检查，毒物检测及药物浓度监测等。

（四）临床微生物学检查

包括各类致病性及条件致病性微生物的形态、染色、培养、生物化学反应、对药物的敏感性、动物实验和免疫血清学检查等。

（五）临床寄生虫学检查

包括各种寄生虫的成虫、幼虫及虫卵的形态、动物实验和免疫血清学检查等。

（六）临床免疫血清学检查

本类试验初期仅用于以抗原—抗体反应为原理的血清微生物学检查，称为血清学检查。随着免疫学研究的进展，血清学检查已成为免疫学中的一个内容，称为免疫血清学检查。除微生物和寄生虫的免疫血清学检查外，尚包括特异性和非特异性免疫功能检查，检查内容包括各种免疫活性细胞、淋巴因子、白细胞介素、免疫球蛋白及其肽链和片段、人类白细胞抗原、淋巴细胞转化试验、玫瑰花环试验、白细胞移动抑制试验等细胞免疫功能检查。

（七）临床遗传学检查

主要是检查染色体，包括染色体镜形态结构的识别检查、核型分析、带型分析等。

（八）临床脱落细胞学检查

包括各种组织的脱落物、分泌或渗出物，冲洗物和各种体液如血、尿、胆汁、胃液和创口脓液的直接或沉渣涂片以及手术切除物和穿刺物、组织块涂片或印片细胞学检查等。

三、实验诊断的价值

实验诊断主要为临床医学服务，随着医学模式的转变，也增加了为预防医学服务的倾向。其意义可归纳为以下几点。

（一）疾病的诊断和鉴别诊断

为拟定诊治计划、鉴别疾病、判定病情和预后、发现并发症等提供依据。

（二）社会调查

帮助了解社会卫生状况及人群健康情况，为制定卫生条例和法规、保健、环境保护措施，设置卫生机构提供基础性资料。

（三）防病调查

帮助发现遗传性疾病、传染性疾病以及各潜在性疾病和损害人体健康因素等。

（四）个人健康咨询

定期健康检查时也要进行一些项目的实验检查。协助生活指导作为健康与生活指导的依据。

四、实验诊断的标本

实验诊断的标本是实验诊断检查的对象。检验的结果准确与否，首先依靠于采集标本、转送标本以及保管标本是否得当。标本应随时采集随时送检，尤其是排泄物、分泌物和穿刺物等类标本对时间的要求更为严格。接到标本后应立即检查或即对标本作适当处理，如将血清或血浆分离出并置于4℃冰箱中保存等。

（一）血标本

血液内容受机体代谢及生物钟影响较大，血标本的采集时间因检查目的的不同而异：①空腹血。指进食后超过8小时的血，一般多在晨起饭前采血。用于临床化学检验项目。可较少受饮食性质和量的干扰和日间生理活动的影响，也利于对同一种体某一项目的前后检查结果做比较。②指定时间血标本。即按限定时间采集的血标本。多用于功能试验或检出血中某些有一定周期波动的成分，前者如葡萄糖耐量试验，后者如有昼夜变化规律的血中皮质醇。③急诊标本。根据病情随时采集，送检时要注明采血时间。

血标本又可依检查项目的不同而分为全血、血浆和血清三种。为得到全血和血浆，采血须根据检查目的的不同而加入不同抗凝剂。常用的抗凝剂有：①草酸钾和草酸钠，二者可与凝血因子钙离子形成不解离的草酸钙，起抗凝作用。常用于酶学检查以外的生化检查，这是由于此类抗凝剂对多种酶有抑制作用，因草酸钾能使红细胞缩小，钠盐能使之膨大，故检查红细胞压积时需用二者混合的抗凝剂。②肝素。可抑制凝血酶原转化为凝血酶，除某些凝血机理检查外，应用甚为广泛，但价格较贵。③乙二四乙酸二钠，通过与钙离子络合起抗凝作用。④柠檬酸钠（枸橼酸钠）机理同草酸盐。常用于血液学检验。采集量要适宜，如血培养要求标本与培养液的比例为1：10，血量过大导致培养液相对减少，反而不利于细菌生长。作为抗凝血标本的容器中都预放有定量的抗凝剂，标本过多，超过抗凝量，易使标本凝固，无法进行检查。

标本容器一定要干燥、洁净，抽血用的注射器内芯也不应潮湿带水，以免出现溶血。细菌培养标本的容器必须按无菌要求灭菌。

（二）尿标本

尿液的性状和成分不仅可直接反映泌尿系统有无器质性或功能性改变，对其他系统情况的估测也极有意义。做定性检查可随时收集尿液，但以晨起第一次排出的尿液为最佳，因此次尿液较浓缩，比重高，有形成分的形态能保持完整。进行功能试验则应按要求时间采集尿液。必须留24小时尿时，标本瓶中应预放入防腐剂，以防微生物繁殖。

（三）粪标本

宜用新鲜排出的粪便，选取有脓、血、黏液等成分的部分。一般检查留少量粪便即可，容器一般用涂蜡纸盒。计数寄生虫成虫及蚴时要留24小时粪便。

五、实验诊断的准确和误差

实验诊断检查的目的是测出标本中的某些物质的真正含量，即真值。在实际工作中，由于多种因素的影响，测得值往往与真值不完全相符。测得值与真值接近则称准确，测得值与真值之差称为误差。因为在实际工作中，真值常是未知数，所以都是用样本均数来估计，测得值与均值之差称偏差或误差。

误差分为：①系统误差，是由一定原因产生的，属可测性误差，有一定规律性、系统性和倾向性，所测结果可全部过低或过高，常见的原因是量容器偏大或偏小、试剂不纯、标准物过高或过低、仪器设计偏差、检验方法固有缺点或操作者的不良习惯等。可以通过改正或纠正以上问题来减少或防止系统误差的出现。②随机误差，由无法控制的因素所引起，无规律性倾向性或系统性，其原因是偶然的，不能预测，如大气中温度、温度的微小变动，电流、电压的波动、仪器的不稳定等。随机误差是不可避免的，也是不能控制的。③过失误差，是由于检测者的疏忽和错误造成的，这是不允许的，必须坚决克服的。

准确和误差是一对矛盾，相互对立又共同存在，应科学地规定误差范围。这种误差称为"允许误差"。

六、影响和干扰实验诊断检查的因素

实验诊断检查除具有一般实验室检查的技术性误差外，还存在一些特有的影响和干扰因素。

（一）生理性影响

可以表现为个体自身、个体间、人群和地区之间的差异。这些因素有遗传（人种、民族和家族等）、生活和环境（地区、职业、生活习惯、嗜好、饮食、姿势、居住条件、劳动与运动方式和程度、精神状态和采集标本的部位）、时间（年龄、日内差、日间差和季节差）、性别（性别以及月经、妊娠、性周期等）。这些因素对检验的影响大小不一，一般可引起正常范围内的波动，这些波动多数有一定规律性，因检查项目不同变化幅度也各有不同，有时能超出生理界限。

（二）药物的干扰

很多药物可以干扰实验诊断检查的结果，常造成试验的假阳性或假阴性，使实验结果不能反映机体的真实情况。

1.直接干扰

进入机体的许多药物随标本被收集，可以直接参与检查反应，影响检查过程，如抑制酶活性，影响氧化或还原反应等。有些药物含有待测项目成分（如输钾时测血钾结果就不准确）。有些药物虽不直接影响反应，但其颜色、理化性质与被测物质接近，也能影响检查结果，有的药物的代谢产物也能干扰检查。细菌培养时常因应用大剂量抗生素而出现假阴性。

2.间接干扰

有两类情况：一类是药物刺激或抑制组织或脏器活动影响检查结果，如应用升糖激素后血葡萄糖升高；一类是药物损伤组织或脏器引起功能变化，如药物性肝、肾功能障碍等。

七、实验诊断的正常值

实验诊断的首要步骤是判定被检标本的检测值是否正常。为此各项检查都应

有判定的标准，即正常范围或简称正常值或参考值。定性试验的结果一般以阴性或阳性反应表示。用物理量表达的试验结果就必须有明确的数值。

机体生理成分的正常值都是通过统计学方法得来的，病理性产物或非生理性成分的出现均属异常，故无正常值，或正常值为零。但随着人们对机体认识的深化、检查方法与手段的改进，以及试验敏感性的提高，过去认为正常人体内没有的物质或病理性产物，现在发现也有微量存在，从而成为人体固有的生理成分，如某些微量元素、胎儿甲型蛋白等。所以检验正常值包括的项目范围正在扩大。

实验诊断检查项目正常值的分布频率有正态（包括对数正态）和偏态分布两类，后者又有正和负偏态两种，即结果分布偏于平均值的一侧。正态分布是以平均值为中心向两侧呈古钟形分布。绝大多数项目的结果高或低于正常值都有临床意义。少数项目则仅单侧（即高或低值）有临床价值，如大多数存在于细胞内的酶，血中正常值很低，若该酶存在的组织或脏器损伤，释放入体液酶活性便升高。

绝大多数正常人的测定值都在正常值范围内。多数检查项目的正常值范围，定为抽样标本测定值的平均值（M）加减1.96倍标准差（SD），即$M \pm 1.96 \times SD$，此范围能包括95%正常人的测定值。余5%的正常人可高于或低于正常值。

正常值是检查正常人即健康人而得到的。何谓正常人无统一定义，系指由医师询问既往史和现病史，进行体检，再进行常规性检查，如X射线胸腹透视，心电描记，血压与体温测定，血、尿、粪常规及肝功能检查无异常者，既往仅患过人群普遍易患的感冒、麻疹、呼吸道及皮肤感染或与被检项目无直接关系的疾病亦可列为正常状态。按上述要求选择一般人群中符合条件的也仅有2/3。

现在所用的正常值都是人群正常值，而临床上要衡量某个个体是否正常，故人群正常值有其局限性，如有些人的某些项目用人群正常值衡量可能属于正常范围，但就被检者来说已为异常。在个人连续健康检查或日常检查中可获得相应项目的个人正常值，用它衡量此人患病时的检查结果其临床意义更为确切。

临床中常出现略高或略低于正常值的结果（这实际是指$M \pm 2 \times SD \sim M \pm 3 \times SD$之间的值），它可能属于5%的正常人，也可能是异常值，称为限界值。判定时其意义首先应排除技术误差、标本处理不当、生理过度影响和药物干扰，然后再分析它的临床意义，这对及时发现早期、隐匿型及潜伏期患者很有意义。

29

八、实验诊断的发展及趋向

实验诊断的方法和设备更新很快，总的发展方向是检测准确、快速、简便和实用。

（一）自动、快速和微量

20世纪50年代以来实验诊断项目大量增加，出现了代替手工操作的自动化仪器，使工作效率大大提高，而且保证了检查质量，减少了标本用量。实验诊断仪器发展很快，种类繁多，机型不断改进，现在多数仪器都由计算机控制，编有固定或可变程序，结果可用荧光屏显示和打印，操作采用人机对话方式，使用很方便。

（二）仪器专业化，检验组合配套

根据临床工作的要求，将有关的项目组合配套，设计出专业性较高的检测仪器，如血细胞检查仪能将血细胞检查的主要项目一次测出，最多达20项，电解质分析仪能测定体液中的阴离子和阳离子，并将阴离子间隙一并报出。另外尚有肾功能检查仪、血气分析仪、蛋白质检查仪、免疫化学分析仪和凝血检查仪等。

（三）简易化和床边化

由于物理、化学、免疫学、酶学和高科技的进展，出现了许多准确性好、灵敏度高的仪器和试剂，可以使过去烦琐复杂的分析过程简易化，如选择性电极法测定pH、氧和电解质。化学检查法发展很快，将很微量的血、尿直接滴于吸附有试剂的试纸条上，送入机器即可显示测定结果，这样不仅可在医院检查标本，病人也可在家中或床边检测。

第二节　心电图与脑电图

一、心电图

（一）概述

心电图（ECG）是利用心电图机从体表记录心脏每一心动周期所产生的电活动变化图形的技术。

1842年法国科学家马特尼斯（Mattencci）首先发现了心脏的电活动；1872年

缪尔黑德（Muirhead）记录到心脏搏动的电信号；1885年荷兰生理学家威廉·埃因托芬（Willem Einthoven）首次从体表记录到心电波形，当时是用毛细静电计，1910年改进成弦线电流计。由此开创了体表心电图记录的历史。经过100多年的发展，今日的心电图机日臻完善。不仅记录清晰、抗干扰能力强、便携，还具有自动分析诊断功能。

（二）原理

心肌细胞膜是半透膜，静息状态时，膜外排列一定数量带正电荷的阳离子，膜内排列相同数量带负电荷的阴离子，膜外电位高于膜内，称为极化状态。静息状态下，由于心脏各部位心肌细胞都处于极化状态，没有电位差，电流记录仪描记的电位曲线平直，即为体表心电图的等电位线。心肌细胞在受到一定强度的刺激时，细胞膜通透性发生改变，大量阳离子短时间内涌入膜内，使膜内电位由负变正，这个过程称为除极。对整体心脏来说，心肌细胞从心内膜向心外膜顺序除极过程中的电位变化，由电流记录仪描记的电位曲线称为除极波，即体表心电图上心房的P波和心室的QRS波。细胞除极完成后，细胞膜又排出大量阳离子，使膜内电位由正变负，恢复到原来的极化状态，此过程由心外膜向心内膜进行，称为复极。同样心肌细胞复极过程中的电位变化，由电流记录仪描记出称为复极波。由于复极过程相对缓慢，复极波较除极波低。心房的复极波低且埋于心室的除极波中，体表心电图不易辨认。心室的复极波在体表心电图上表现为T波。整个心肌细胞全部复极后，再次恢复极化状态，各部位心肌细胞间没有电位差，体表心电图记录到等电位线。

（三）心电图的类型

心电图根据检查目的以及方法，可以分为以下几种。

（1）常规心电图：是心电图检查最常用的检查方法，一般当时即可以出结果。

（2）超声心动检查：该项检查可以了解患者的心脏结构、功能、血流等信息。

（3）动态心电图（24小时心电检查）：对于存在心律失常（心动过缓、心动过速、异常心律等）问题的患者，可以通过该项检查了解患者24小时内的心电变化，为疾病的诊断提供依据。

（四）心电图各波及波段的组成

心电图波段与相应心电活动的意义见表2-1。

表2-1　心电图波段与相应心电活动的意义

心电图波段	相应心电活动的意义
P波	心房除极
PR间期	房室传导时间
QRS波群	心室除极
ST段	心室除极完成
T波	心室复极化
U波	可能复极化有关
QT间期	心室除极到完全复极的时间

1.P波

正常心脏的电激动从窦房结开始。由于窦房结位于右心房与上腔静脉的交界处，所以窦房结的激动首先传导到右心房，通过房间束传到左心房，形成心电图上的P波。P波代表了心房的激动，前半部代表右心房激动，后半部代表左心房的激动。P波时限为0.12秒，高度为0.25mv。当心房扩大，两房间传导出现异常时，P波可表现为高尖或双峰的P波。

2.PR间期

PR间期代表由窦房结产生的兴奋经由心房、房室交界和房室束到达心室并引起心室肌开始兴奋所需要的时间，故也称为房室传导时间。正常PR间期在0.12～0.20秒。当心房到心室的传导出现阻滞，则表现为PR间期的延长或P波之后心室波消失。

3.QRS波群

激动向下经希氏束、左右束支同步激动左右心室形成QRS波群。QRS波群代表了心室的除极，激动时限小于0.11秒。当出现心脏左右束支的传导阻滞、心室扩大或肥厚等情况时，QRS波群出现增宽、变形和时限延长。

4.J点

QRS波结束，ST段开始的交点。代表心室肌细胞全部除极完毕。

5.ST段

心室肌全部除极完成，复极尚未开始的一段时间。此时各部位的心室肌都处于除极状态，细胞之间并没有电位差。因此正常情况下ST段应处于等电位线上。

当某部位的心肌出现缺血或坏死的表现，心室在除极完毕后仍存在电位差，此时表现为心电图上ST段发生偏移。

6.T波

之后的T波代表了心室的复极。在QRS波主波向上的导联，T波应与QRS主波方向相同。心电图上T波的改变受多种因素的影响。例如心肌缺血时可表现为T波低平倒置。T波的高耸可见于高血钾、急性心肌梗死的超急期等。

7.U波

某些导联上T波之后可见U波，目前认为与心室的复极有关。

8.QT间期

代表了心室从除极到复极的时间。正常QT间期为0.44秒。由于QT间期受心率的影响，因此引入了矫正的QT间期（QTC）的概念。其中一种计算方法为$QTC=QT/\sqrt{RR}$。QT间期的延长往往与恶性心律失常的发生相关。

（五）应用范围

心电图是临床最常用的检查之一，应用广泛。应用范围包括：

（1）记录人体正常心脏的电活动。

（2）帮助诊断心律失常。

（3）帮助诊断心肌缺血、心肌梗死及部位。

（4）诊断心脏扩大、肥厚。

（5）判断药物或电解质情况对心脏的影响。

（6）判断人工心脏起搏状况[1]。

二、脑电图

（一）概述

脑电活动是大脑皮层锥体细胞及其垂直树突的突触后电位的总和，并由丘脑中线部位的非特异性核起调节作用来完成的。神经元的电位是中枢神经系统的生理活动的基础，因此可反映其功能和病理的变化。通过精密的电子仪器，从头皮上将脑部的电位变化加以放大并记录下来的一种方法，即脑电图，是目前最敏感的监测脑功能的方法。

临床脑电图学就是根据记录曲线变化的波率、波幅、波形、位相、数量、对

---

① 卢喜烈.301临床心电图学[M].北京：科学技术文献出版社，2010.

称性、反应性、规律性、出现方式及脑波在时间、空间上的分布等主要成分，进行分类、计算与对比分析，做出正常或异常脑电图的诊断，为临床诊治疾病和科研工作提供客观依据。随着科学技术的发展，在常规脑电图的基础上，近年又发展了深部脑电图、定量脑电图、磁带记录脑电图监测、闭路电视脑电图和录像监测等，提高了脑电图的临床应用价值和范围。

进行脑电图检查前，患者应避免服用镇静剂、兴奋剂以及抗癫痫药物，检查前一天应洗头去除油污。检查前应进食，以免低血糖影响脑电活动。脑电图对癫痫、颅内占位性病变、颅脑损伤、脑血管病变、颅内炎症、血管紧张性头痛、不明原因的晕厥等可提供重要诊断线索。若脑电图描记结果与临床表现不符时，可采用过度换气、自然睡眠、药物剥夺睡眠、光声刺激、静注戊四氮等方法诱发，即所谓诱发试验。

使用脑电图仪在皮肤表面引导和记录大脑生物电活动的波形图。如果直接在大脑皮层表面记录的皮层自发电位活动，称为皮层脑电图。

（二）检查目的

（1）癫痫：脑电图对癫痫诊断价值最大，可以帮助确定诊断和分型，判断预后和分析疗效。

（2）脑外伤：普通检查难以确定的轻微损伤脑电图可能发现异常。

（3）对诊断脑肿瘤或损伤有一定帮助。

（4）判断脑部是否有器质性病变，特别对判断是精神病还是脑炎等其他疾病造成的精神症状很有价值，还能区别癔症、诈病或者是真正有脑部疾病。

（5）用于生物反馈治疗。

（三）检查前准备

（1）头发洗净，不要使用护发产品，以免影响检查。

（2）饱餐，以防低血糖影响结果。

（3）检查前3天停用各种药物，不能停药者要说明药名、剂量和用法，以便医生参考。

（四）注意事项

（1）检查时精神不要紧张，头皮上安放接收电极，不是通电。

（2）全身肌肉放松以免肌电受干扰。

（3）按医生要求，睁眼、闭目或过度呼吸。

（五）脑电图临床意义

1.异常脑电图

异常脑电图可分为轻度、中度及重度异常。

（1）轻度异常脑电图

α节律很不规则或很不稳定，睁眼抑制反应消失或不显著。额区或各区出现高幅β波。Q波活动增加，某些部位Q活动占优势，有时各区均见Q波。过度换气后出现高幅Q波。

（2）中度异常脑电图

α节律活动频率减慢消失，有明显的不对称。弥散性Q活动占优势。出现阵发性Q波活动。过度换气后，成组或成群地出现高波幅δ波。

（3）重度异常脑电图

弥散性Q及δ活动占优势，在慢波间为高电压δ活动。α节律消失或变慢。出现阵发性δ波。自发或诱发地出现高波幅棘波、尖波或棘慢综合波。出现爆发性抑制活动或平坦活动。

2.脑电图异常对疾病的诊断帮助

脑电图异常对下列疾病的诊断有一定的帮助。

（1）意识障碍性疾病（嗜睡、昏迷等）。

（2）颅内占位性病变：包括脑肿瘤、脑脓肿、脑转移癌和慢性硬膜下血肿等。

（3）癫痫。

（4）颅脑外伤：脑震荡、脑挫伤等。

（5）脑血管病：脑出血、脑血栓。

（6）颅内炎症和脑病：病毒性脑炎。

（六）脑电图对诊断脑血管病的意义

脑电图是将人体脑组织生物电活动放大记录的一种技术，主要用于神经系统疾病的检查。由于它反映的是"活"的脑组织功能状态，所以，自20世纪30年代出现以来，对神经系统疾病的诊断一直发挥着重大作用。

脑电图主要用于癫痫、脑外伤、脑肿瘤等疾病的诊断。脑血管病的脑电图，尽管无特异性改变，但对诊断和预后的判断，以及与脑肿瘤的鉴别仍十分有意义。脑血管病急性期90%脑电图出现异常，主要是慢波增多，尤其是病灶侧更明显。

脑出血时常伴有意识障碍、脑水肿和脑室出血，只有部分轻症患者表现轻度局限性异常。

蛛网膜下腔出血的脑电图，由于动静脉畸形好发生于大脑半球的表面，可因脑血液循环障碍，而发生局限性或半球性异常。有时对侧亦可发生异常。随着病情的好转，慢波的波幅减低，频率增快。

脑梗死发生后，数小时就可有局灶性慢波出现，这种改变常在数周后改善或消失。急性缺血性脑血管病损害，以大脑中动脉为最多见，故局灶性改变主要在颞叶。如果是短暂性脑缺血发作，在发作间期脑电图可无异常。在发作期一部分脑电图可能出现异常，这类病人较易发生脑梗死。

无论是脑梗死还是轻度脑出血，主要表现为局限性慢波增多。如果病灶广泛引起脑干受压时，可引起两侧弥漫性慢波。如果病灶小或位置较深，脑电图可无异常。

脑血管病与脑肿瘤用脑电图进行鉴别诊断也很有帮助。脑肿瘤患者脑电图的异常日渐加重，而脑血管病者则恰恰相反。

动态观察脑电图的变化，对判断预后也有重要价值。临床症状逐渐好转，脑电图异常改变逐渐减少或消失，预后较好；临床症状无明显好转，脑电图呈进行性加重改变，预后不良。

（七）头皮电极的安放位置及连接方法

常规脑电图是指在正常生理条件下和安静舒适状态下按规定的统一方法和时间描记的头皮脑电图。目前临床上应用最多的是国际脑电图学会建议采用的标准电极安放法，其中FP为额极，Z代表中线电极，FZ为额，CZ为中央点，PZ为顶点，O为枕点，T为颞点，A为耳垂电极。上述记录电极的序号通常是用奇数代表左侧，偶数代表右侧。整个头皮及双耳上所安放的电极数为21个。这种安放法特点是：头部电极的位置与大脑皮质的解剖学分区较为一致，电极的排列与头颅大小及形状成比例，在与大脑皮质凸面相对应的头部各主要区域均有电极安放。

将电极按照一定的顺序或有目的地组合起来进行描记称为导联，描记脑电图常规应用单极导联和双极导联两种方法。一次描记中至少要有3~4个导联的描记，并有单极导联和双极导联的组合，以便观察异常放电和定位诊断。一般来讲，单极导联对癫痫灶定位较好，而双极导联的波形、波幅失真较小。

（八）便携式动态脑电图和常规脑电图的异同

所谓便携式动态脑电图是用一微型盒式磁带记录器，通过安放在病人的头皮上的电极，记录和贮存脑电信号，可对患者在清醒、各种活动和睡眠过程中的脑电图表现做24小时不间断记录。动态脑电图24小时监测，弥补了常规脑电图的不足，病人不但可随身携带，自由活动，还可做长时间记录，其诊断阳性率也高于常规脑电图，对癫痫的脑电图研究有较高的价值。

常规脑电图与24小时动态脑电图相比，经济方便，其缺点是不能对脑电状态做长时间的描记，因而捕捉到癫痫波的机会较少，对深入细致地研究脑电图有一定的局限性。

（九）正常脑电图

健康人除个体差异外，在一生不同的年龄阶段，脑电图都各有其特点，但就正常成人脑电图来讲，其波形、波幅、频率和位相等都具有一定的特点。临床上根据其频率的高低将波形分成以下四种。

β波：频率在13C/S以上，波幅约为δ波的一半，额部及中央区最明显。

α波：频率在8～13C/S，波幅25～75μV，以顶枕部最明显，双侧大致同步，重复节律地出现δ波称θ节律。

Φ波：频率为4～7C/S，波幅20～40μV，是儿童的正常脑电活动，两侧对称，颞区多见。

δ波：频率为4C/S以下，δ节律主要在额区，是正常儿童的主要波率，单个的和非局限性的小于20μV的δ波是正常的，局灶性的δ波则为异常。δ波和β波统称为慢波。

因小儿的脑组织正在不断发育与成熟之中，因此其正常脑电图也常因年龄增长而没有明确的或严格的界限，具体内容很复杂，一般非专业人员不易掌握。

（十）影响脑电图的因素

影响脑电图的主要因素有年龄、个体差异、意识状态、外界刺激、精神活动、药物影响和脑部疾病等。其中年龄和个体差异与脑生物学特点及遗传心理因素有关。外界刺激与精神活动引起的脑波改变属于脑机能活动的一些生理性变化。药物影响和脑部疾病所产生的脑波变化往往是病理性的，但也可以是一过性和可逆性的。

1.年龄和个体差异

脑电图作为客观反映大脑机能状态的一个重要方面，和年龄的关系非常密切。如在小儿，脑电图可以观察到随年龄增加的脑波发展变化。年龄阶段不同，脑波可显示明显的差异。另外，由于小儿时期脑兴奋抑制机制发育水平的年龄差异，因而对内、外界各种因素影响的反应较成人显著，容易出现明显的脑波异常，而且异常的范围也较广泛，但相应的消失也较成人快。在小儿时期异常脑波的出现也与年龄有关。年龄不同，异常波型也不相同，在癫痫时尤其如此。到成年时，脑波逐渐稳定，中年后随着脑机能的逐渐减退，脑波又产生相应的变化。到老年期由于有脑缺血性损害或有脑萎缩存在，大多数也会出现有意义的脑波异常。关于脑波的个体差异多在1岁后出现，并随年龄的增加而逐渐增加，至成人时脑波差异已相当显著。许多研究结果表明脑电图与遗传及心理特征有一定关系，但出生后各种环境因素对大脑和心理性格的形成也有一定的影响。

2.意识状态

脑电图能够反映意识觉醒水平的变化，成人若在觉醒状态出现困倦时，脑电图就由α波占优势图形出现振幅降低，并很快转入涟波状态。入睡后脑波变化将进一步明显并与睡眠深度大致平行。在病理状态下，脑电图波形的异常又与病因及程度有关，除大多数表现为广泛性或弥漫性波外，还可见到一些其他的异常波型。临床上常根据这些异常波型来推断意识障碍的病因、程度，还可确定病位。

3.外界刺激与精神活动

脑波节律一般易受精神活动的影响，如当被试者将注意力集中在某一事物或做心算时，α节律即被抑制，转为低幅β波，而且精神活动越强烈，α波抑制效应就越明显，外界刺激也可引起同样的变化。这就是为什么在做脑电图时周围环境要安静，受检者要放松、不要思考问题的缘故。

4.体内生理条件的改变

临床上诸如缺血缺氧、高血糖、低血糖、体温变化、月经周期的变化、妊娠期、基础代谢等都直接影响脑组织的生化代谢，所以脑波也相应地出现变化。如脑组织酸中毒时，脑血管扩张，脑血流量增加，将引起脑波振幅降低和出现快波化。

5.药物影响

在临床上大多数药物对脑机能会产生直接或间接的影响，尤其是那些直接作用于中枢神经系统的药物可引起明显的脑波变化。具体变化与个体差异、药物种类、服药方法、药量等都有很大关系。如口服给药，刚开始和增加药量时会出现脑波变化，有些在停药后的短期内脑波改变仍可持续存在，甚至会出现一种反跳现象而见到脑波增强，这就是临床上治疗癫痫不能突然换药或停药的原因。

（十一）脑电图伪差及引起伪差的常见因素

脑电图的伪差又称伪迹或干扰，是指来自脑外的电位活动在脑电图中的反映。伪差的出现常给阅读、分析、判断脑电图造成困难，尤其是某些伪差与痫波很相似，临床上很容易造成误诊，因此正确识别和排除伪差是很重要的。

引起伪差的因素很多，表现也多种多样，但归纳起来有来自仪器和人体两个方面，其中来自仪器的伪差有：描记仪的故障，电极接触不良或故障，交流电干扰等；来自人体的伪差有：眼睑及眼球运动、肌肉收缩、心电图、呼吸、哭泣、皮肤出汗、血管搏动等。

第三章　临床智能辅助诊断技术

第一节　智能医学与临床智能辅助诊断概述

一、智能医学概述

随着虚拟仿真、人工智能、医学机器人、大数据、移动互联网等新技术与医疗健康相关领域的结合日趋紧密，现代医学模式将面临重大变革，智能医学正在成为驱动卫生与健康事业发展的先导力量。

智能医学服务医疗健康产业的潜力巨大，未来全球市场空间预计超过数千亿量级，医工结合背景的相关产业人才需求十分旺盛。而"智能医学"正是顺应这种需求而产生的。

本节系统、全面地介绍了智能医学的基础知识和内涵扩展，包括智能医学的基本概念、智能医学的发展现状、智能医学的应用领域、智能医学产品研究、智能医学的发展趋势等内容。

（一）智能医学的基本概念

智能医学是医学领域一个全新的概念，是信息化技术与医学相结合的必然产物，下面就对这一新生概念进行全面的诠释。

智能医学（Intelligent Medicine）是一个全新的理论体系，是一门集工科和医科之大成的交叉融合学科，而非一种简单的技术。其特征是"信息技术+医学"，"+"是指融合和应用，两者并非互相取代的关系。智能医学包括人工智能、虚拟现实、增强现实、大数据、移动互联网等技术+医学，而非人工智能（AI）+医学。

医疗行业长期存在优质医生资源分配不均，诊断误诊、漏诊率较高，医疗费用成本过高，放射科、病理科等科室医生培养周期长，医生资源供需缺口大等问题。随着近些年深度学习技术的不断进步，人工智能逐步从前沿技术转变为现实应用。在医疗健康行业，人工智能的应用场景越发丰富，人工智能技术也逐渐成为影响医疗行业发展、提升医疗服务水平的重要因素。

与互联网技术在医疗行业的应用不同，人工智能对医疗行业的改造包括生产力的提高、生产方式的改变、底层技术的驱动、上层应用的丰富。通过人工智能在医疗领域的应用，可以提高医疗诊断准确率与效率；提高患者自诊比例，降低患者对医生的需求量；辅助医生进行病变检测，实现疾病早期筛查；大幅提高新药研发效率，降低制药时间与成本。

2008年底，IBM提出了"智慧医疗"概念，设想把物联网技术充分应用到医疗领域，实现医疗信息互联、共享协作、临床创新、诊断科学以及公共卫生预防等。根据IBM公司的相关概念、学术界的观念和我国的具体情形，智慧医疗是指利用先进的互联网技术和物联网技术，将与医疗卫生服务相关的人员、信息、设备、资源连接起来并实现良性互动，以保证人们及时获得预防性和治疗性的医疗服务。

智能医学与IBM提出的"智慧医学（Smart Medicine）"、数字医疗和移动医疗等概念存在相似性，但是智能医学在系统集成、信息共享和智能处理等方面存在明显的优势，是智慧医疗在医学健康领域具体应用的更高阶段。

（二）智能医学的应用领域

智能医学的应用十分广泛，几乎涵盖医学的所有领域，主要包括虚拟助理、病历与文献分析、医疗影像辅助诊断、智能药物研发、智能基因测序、智能医学语音等。

1.虚拟助理

虚拟助理是指通过语音识别、自然语言处理等技术，将患者的病症描述与标准的医学指南进行对比，为用户提供医疗咨询、自诊、导诊等服务的信息系统。

智能问诊在医生端和用户端均发挥了较大的作用。在医生端，智能问诊可以辅助医生诊断，尤其是受限于基层医疗机构全科医生数量、质量的不足，医疗设备条件的欠缺，基层医疗成为我国分级诊疗发展的"瓶颈"。人工智能虚拟助手可以帮助基层医生对一些常见病进行筛查，对重大疾病进行预警与监控，帮助基层医生更好地完成转诊工作，这是人工智能问诊在医生端的价值体现。

在用户端，人工智能虚拟助手能够帮助普通用户完成健康咨询、导诊等服务。在很多情况下，用户身体只是稍感不适，并不需要进入医院进行就诊。人工智能虚拟助手可以根据用户的描述定位到用户的健康问题，提供轻问诊服务和用药指导。2017年，康夫子、大数医达等公司研发的智能预问诊系统在多家医院落地应用。预问诊系统是基于自然语言理解、医疗知识图谱及自然语言生成等技术实现的问诊系统。患者在就诊前使用预问诊系统填写病情相关信息，由系统生成规范、详细的门诊电子病历发送给医生。预问诊系统采用层次转移的设计架构模拟医生进行问诊，既能有逻辑地像医生一样询问基本信息、疾病、症状、治疗情况、既往史等信息，也能围绕任一症状、病史等进行细节特征的问诊。除问诊外，预问诊系统基于自然语言生成技术自动生成规范、详细的问诊报告，主要包括：患者基本信息、主诉、现病史、既往史和过敏史五个部分。

此外，语音识别技术为医生书写病历，为普通用户在医院导诊提供了极大的便利。当放射科医生、外科医生、口腔科医生工作时双手无法书写病历，智能语音录入可以解放医生的双手，帮助医生通过语音输入完成查阅资料、文献精准推送等工作，并将医生口述的医嘱按照患者基本信息、检查史、病史、检查指标、检查结果等形式形成结构化的电子病历，大幅提升了医生的工作效率。科大讯飞的智能语音产品"云医声"为了应对医院科室内嘈杂的环境，达到更好的语音处理效果，开发了医生专用麦克风，可以过滤掉噪声及干扰信息，将医生口述的内容转换成文字。目前，讯飞医疗的语音转录准确率已超过97%，同时推出了22种方言的版本，并已在北大口腔、瑞金医院等超过20家医院落地使用。科大讯飞的另一款产品"晓医"导诊机器人利用科大讯飞的智能语音和人工智能技术，能够通过与患者进行对话理解患者的需求，实现智能院内导诊，告知患者科室位置、应就诊的科室，并解答患者就诊过程中遇到的其他问题，实现导医、导诊，进一步助力分诊。"晓医"机器人目前已在安徽省立医院、北京301医院等多家医院投入使用。

2.病历与文献分析

电子病历是在传统病历基础上，记录医生与病人的交互过程以及病情发展情况的电子化病情档案，包含病案首页、检验结果、住院记录、手术记录、医嘱等信息。其中既有结构化数据，也包括大量自由文本输入的非结构化数据。对电子病历及医学文献中的海量医疗大数据进行分析，有利于促进医学研究，同时也为医疗器械、药物的研发提供了基础。人工智能利用机器学习和自然语言处理技术可以自动抓取来源于异构系统的病历与文献数据，并形成结构化的医疗数据库。大数医达、惠每医疗、森亿智能等企业正是基于自己构建的知识图谱，形成了供医生使用的临床决策支持产品，为医生的诊断提供辅助，包括病情评估、诊疗建议、药物禁忌等。

构建医疗知识图谱的过程需经过医学知识抽取、医学知识融合的过程。在医学知识抽取过程中，传统的基于医学词典及规则的实体抽取方法存在诸多弊端。首先，目前没有医学词典能够完整地囊括所有类型的生物命名实体，此外同一词语根据上下文语境的不同可能指代的是不同实体，因此简单的文本匹配算法无法识别实体。近年来，深度学习开始被广泛应用于医学实体识别，目前实验结果表明基于BiLSTM-CRF的模型能够达到最好的识别效果。由于数据来源的多样性，在医学知识融合的过程中存在近义词需要进行归类，目前分类回归树算法、SVM分类方法在实体对齐的过程中可以实现良好的效果。

和其他行业相比，分散在医疗信息化各个业务系统中的数据包含管理、临床、区域人口信息等多种数据，复杂性更高，隐藏价值更大。

新华三等企业在2017年大力推进利用大数据技术挖掘医疗数据价值，助力人工智能与精准医疗。通过大数据平台充分挖掘各种类型数据的价值，帮助实现辅助诊断、精准医疗、临床科研等多重目标。大数据平台通过自然语言处理技术，对电子病历中的自由文本进行分词、实体识别、依存句法分析、信息提取等操作，实现自由文本结构化。在实现病历结构化的基础上，利用机器学习聚类分析建立诊断建议模型，从而为医生的临床决策提供支持。对电子病历的结构化和数据挖掘，可以帮助一线人员及科研人员挖掘疾病规律，进行疾病相关性分析、患病原因分析、疾病谱分析等，并建立新的研究课题。例如，新华三在协助医院进行关于卵巢癌的相关课题研究时，得出血小板与淋巴细胞的关系对卵巢癌诊断具有重要价值。

3.医疗影像辅助诊断

医疗影像数据是医疗数据的重要组成部分，从数量上看超过90%的医疗数据都是影像数据，从产生数据的设备来看包括CT、X光、MRI、PET等医疗影像数据。据统计，医学影像数据年增长率为63%，而放射科医生数量年增长率仅为2%，放射科医生供给缺口很大。人工智能技术与医疗影像的结合有望缓解此类问题。人工智能技术在医疗影像的应用主要指通过计算机视觉技术对医疗影像进行快速读片和智能诊断。

人工智能在医学影像中应用主要分为两部分：一是感知数据，即通过图像识别技术对医学影像进行分析，获取有效信息；二是数据学习、训练环节，即通过深度学习海量的影像数据和临床诊断数据，不断对模型进行训练，促使其掌握诊断能力。目前，人工智能技术与医疗影像诊断的结合场景包括肺癌检查、糖网眼底检查、食管癌检查以及部分疾病的核医学检查和病理检查等。

英特尔与浙江大学附属第一医院合作，针对甲状腺超声影像数据的特点对算法进行改进和优化，并利用获得的大样本对计算机进行训练，联合测试结果显示，诊断准确率可达85%以上。

利用人工智能技术进行肺部肿瘤良性恶性的判断步骤主要包括：数据收集、数据预处理、图像分割、肺结节标记、模型训练、分类预测。首先要获取放射性设备如CT扫描的序列影像，并对图像进行预处理以消除原CT图像中的边界噪声，然后利用分割算法生成肺部区域图像，并对肺结节区域进行标记。获取数据后，对3D卷积神经网络的模型进行训练，以实现在肺部影像中寻找结节位置并对结节性质进行分类判断。

病理是医学界的金标准，也是许多疾病诊断的最终确定指标。但是，病理医生通常必须花费大量的时间检查病理切片，因为病理医生需要在上亿级像素的病理图片中识别微小的癌细胞。对于同一种疾病的病理诊断，不同的医生往往会得出不同的诊断结论，足见病理诊断存在的误诊问题。人工智能技术为数字病理诊断带来了技术革新，帮助病理医生提高效率、避免遗漏。相较于CT、X光等影像的人工智能辅助诊断，病理人工智能辅助诊断难度更大，因为病理的诊断既要观察整体，还要观察局部；不仅要学习细胞特征，还要学习其生物行为。

我国已有兰丁高科、泰立瑞、迪英加科技等众多企业开始研究利用人工智能辅助数字病理诊断，他们开发的人工智能辅助诊断系统针对乳腺癌、宫颈癌等疾病的病理检查已实现较高的准确率。

4.智能基因测序

基因测序是一种新型基因检测技术，它通过分析测定基因序列，可用于临床的遗传病诊断、产前筛查、罹患肿瘤预测与治疗等领域。单个人类基因组拥有30亿个碱基对，编码约23000个含有功能性的基因，基因检测就是通过解码从海量数据中挖掘有效信息。目前，高通量测序技术的运算层面主要为解码和记录，较难以实现基因解读，所以从基因序列中挖掘出的有效信息十分有限。人工智能技术的介入可改善目前的瓶颈。通过建立初始数学模型，将健康人的全基因组序列和RNA序列导入模型进行训练，让模型学习到健康人的RNA剪切模式。之后通过其他分子生物学方法对训练后的模型进行修正，最后对照病例数据检验模型的准确性。

目前，IBM沃森，国内的华大基因、博奥生物、金域检验等龙头企业均已开始自己的人工智能布局。以金域检验为例，金域检验利用其综合检验检测技术平台，以疾病为导向设立检测中心，融合生物技术与人工智能等新一代信息技术，为广大患者提供专业化的临床检验服务。金域检验的基因组检测中心拥有全基因组扫描、荧光原位杂交、细胞遗传学、传统PCR信息平台，并利用基因测序领域中最具变革性的新技术之高通量测序技术（HTS）为临床提供高通量、大规模、自动化及全方位的基因检测服务。同时，金域检验依托覆盖全国90%以上的人口所在地区、年服务医疗机构21000多家和年标本量超4000万例的覆盖全国不同地域、不同民族、不同年龄层次的海量医疗检测样本数据，创建了具有广州特色的"精准医疗"检验检测大数据研究院。

二、临床智能辅助诊断概述

临床智能辅助诊断是将人工智能技术用于辅助诊疗中，让计算机"学习"专家医生的医疗知识，模拟医生的思维和诊断推理，从而给出可靠的诊断和治疗方案。智能诊断应用是人工智能在医疗领域最重要，也最核心的应用。

临床智能辅助诊断属于AI+健康医疗领域，其融合了自然语言处理、认知技术、自动推理、机器学习等人工智能技术，提供快速、高效、精准的医学诊断结果和个性化治疗方案。人工智能在诊疗中的核心作用是辅助医生，提升其诊疗效率和水平，最终决策权依然在医生。

临床智能辅助诊断主要包括医学专家系统和临床决策支持系统，两个系统在具备大量的医学知识以及诊疗经验前提下，在人工智能技术的作用之下，借助于相关医学专家的经验，能够准确地模拟出人类医学专家的诊病过程，是人工智能在医学领域中最具成效的一个子领域。

临床智能辅助诊断的应用实例如下：

（一）IBM Watson

IBM"沃森医生"（Dr.Watson）是肿瘤治疗领域的人工智能辅助诊断系统。

它能够"诊断"8种肿瘤疾病，诊断准确率达90%以上，被称为肿瘤学界的"阿尔法狗"，该系统已在20个国家或地区落地应用。2016年8月，沃森与21家中国医院签约，2017年在八省落地，覆盖150家三级综合医院。

Watson系统有深厚的理论基础，超过300种医学专业期刊、250本肿瘤专著和1500万份论文研究数据，并保持每月更新。Watson系统也具备丰富实践经验，包括美国纪念斯隆·凯瑟琳癌症中心（MSKCC）、美国几十家医疗机构的大量肿瘤病例，并采集美国国立综合癌症网络（NCCN）的癌症治疗指南和MSKCC在美国100多年癌症临床治疗实践经验。Watson制定的治疗方案与MSKCC医学专家的治疗方案相比，可高达90%的符合度。而MSKCC是世界上历史最悠久、规模最大的私立癌症中心。Watson系统列出最符合当前条件的数个治疗方案，并按照优先级推荐给临床医生，同时注明各方案的循证支持和指南来源。

（二）"智医助理"机器人

科大讯飞与清华大学联合研发的"智医助理"机器人参加2017年11月的医考笔试，在没有网、无信号的测试条件下，取得了456分的成绩，超过了合格线96分。在全国53万名考生中属于较高水平。"智医助理"系统的核心用"语义张量"的方法表述计算机中的海量医学知识。采用"关键点语义推理""上下文语义推理""证据链语义推理"在内的多尺度融合推理算法，让机器具备了词汇、句子、段落间的多层次推理能力。促使"智医助理"像人一样答题。

（三）儿童骨龄智能诊断系统

"依图医疗"的儿童骨龄智能诊断系统，基于医疗影像材料，通过对现有数据库的深度学习，让系统做出快速诊断供医生参考。此前医生的人工阅片，一次要耗时10到15分，这款产品将此过程缩短为5秒内，检测精确度可以达到0.1岁。2017年9月，"依图医疗"的儿童骨龄智能诊断系统已经在浙江大学医学院附属儿童医院临床应用。

（四）阿尔茨海默病人工智能诊断系统

2017年"雅森科技"发布阿尔茨海默病人工智能诊断系统。这套方案采用多模态的智能分析手段，用到了核磁、脑电、PET和量表等多项数据进行交叉验证，打造多模态神经网络训练模型。为了达到更加精准的诊断效果，"雅森科技"还针对不同年龄段的人群训练了6个不同的模型。目前"雅森科技"的系统可以提前两三年预测阿尔兹海默症病发的可能性以及确认病情发展阶段。从而提前预警、干预治疗，其治疗效果将远高于中度或重度时期采取的药物治疗。系统给出的结果与医生给出的结果99%相同。目前"雅森科技"的阿尔茨海默病诊断产品已经在协和医院经历了半年多的临床试验，2018年通过CFDA注册认证。

（五）百度医疗大脑

2016年10月，百度正式发布了人工智能在医疗领域内的最新成果"百度医疗大脑"。可以实现临床辅助诊断、健康管理、疾病预警预测等。百度医疗大脑是通过海量医疗数据、专业文献的采集与分析进行人工智能化的产品设计，模拟医生问诊流程，与用户交流，依据用户症状提出可能出现的问题，并通过验证给出最终建议。

未来人工智能在疾病诊疗中扮演的角色将越发重要，它也将为居民提供日常的保健信息，全方位地为人们的健康保驾护航。

第二节　医学专家系统与临床决策支持系统

一、医学专家系统

计算机技术的快速发展促进了人工智能和知识工程的革命，其中，应用最广泛、最有成就的分支就是专家系统。专家系统是在特定领域内具有专家水平，模拟专家的思维活动，推理判断，求解专业问题的计算机程序系统。目前专家系统已广泛应用于医疗、冶金、交通、化工、航空、气象、地质及军事等多个领域，并取得了巨大成功。

医学专家系统是医学知识工程和人工智能研究中非常活跃的分支，是运用专家系统的设计原理与方法，模拟医学专家诊断、治疗疾病的思维过程编制的计算机程序，它可以帮助医生解决复杂的医学问题，作为医生诊断、治疗以及预防的辅助工具，同时也有助于医学专家宝贵理论和丰富临床经验的保存、整理和传播。

（一）医学专家系统的概念

所谓"专家"，一般都拥有某一特定领域的大量知识，以及丰富的经验。在解决问题时，专家们通常拥有一套独特的思维方式，能较圆满地解决一类困难问题，或向用户提出一些建设性的建议等。

医学专家系统是一个具有大量专业知识与经验的程序系统，它以人工智能技术，根据某个领域一个或多个人类专家提供的知识和经验进行推理和判断，模拟人类专家的决策过程，以解决那些需要专家决定的复杂问题。例如，一个医学专家系统就能够像真正的专家一样，诊断病人的疾病，判别出病情的严重性，并给出相应的处方和治疗建议等。

医学专家系统可以解决的问题一般包括解释、预测、诊断、提供治疗方案等。高性能的医学专家系统也已经从学术研究开始进入临床应用研究。随着人工智能整体水平的提高，医学专家系统也将获得发展，新一代专家系统有分布式专家系统和协同式专家系统等，其在医学领域的应用将更有利于临床疾病诊断与治疗水平的提高。

（二）医学专家系统知识的获取

知识处理系统需要对专家或书本知识进行理解和认识，在此基础上进行选择、抽取、汇集、分类和组织。知识获取的任务包括：从已有知识和实例中产生新知识；从外界学习新知识的机理和方法；检查或保持已获取知识集合的一致性和完全性；保证已获取的知识集合无冗余。知识获取分主动式和被动式两大类。主动式知识获取又称知识的直接获取，是在领域专家给出的数据或资料的基础上，利用一些计算机软件工具直接自动从给定数据或资料中获取或产生知识的方法。被动式知识获取亦称知识的间接获取，一般需要通过中介人（知识工程师或用户），采用知识编辑器等工具，将知识转入知识处理系统的方法。按获取知识的工作方式，可以将知识获取分为交互式和自主式两种。交互式知识获取在获取过程中需要不断与人交互，这种方式是知识获取中的主要方式，用户或知识工程师具有较大影响力和控制力。自主式知识获取在整个知识获取过程中完全由知识处理系统自主完成，这种方式方便、高效，是人工智能领域研究的热点之一，其中包括语音识别、文字识别、自然语言理解和认知科学等。

近年来，随着电子信息技术的迅速发展，医院信息系统（Hospital Infomation system，HIS）和医疗设备的广泛应用，医疗数据库的信息容量不断膨胀。这些海量的医疗数据对于疾病的诊疗和医学研究具有很高的价值。由于这些海量数据十分复杂，且具有不完整、高维、异种、模糊和随机等特点，无法使用传统的数据分析工具和技术进行处理。为了解决这个问题，萨拉姆·法耶兹（Sallam Fayyad）于1989年首次提出知识发现（Knowledge Discovery in Data，KDD）的概念，它是指从数据集中提取可信的、新颖的、具有潜在使用价值的能够被人类所理解的模式的非烦琐的处理过程。尽管一直以来有关知识发现与数据挖掘的关系有许多不同看法，但是知识发现的九阶段模型是大多数学者都认可的。这九个阶段分别为：数据准备、数据选择、数据预处理、数据缩减、知识发现、目标确定、数据挖掘算法确定、数据挖掘、模式解释与评估。

（1）数据准备：了解应用领域的相关情况，熟悉相关背景知识，确定用户的需求。

（2）数据选择：根据用户的要求从数据库中提取出与KDD相关的数据，KDD将主要从这些数据中进行知识提取，在此过程中，会利用一些数据库操作对数据进行处理。

（3）数据预处理：对从数据库中提取的数据进行清洗，检查数据的完整性及数据的一致性，对其中的噪声数据、缺失数据进行处理。对噪声数据通常要解决的问题包括如何发现和处理重复记录和错误的属性值，对数据采取什么样的数据平滑工作，以及如何发现和处理孤立点。

（4）数据缩减：经过预处理的数据，根据知识发现的任务对数据进行再处理，主要通过投影或数据库中的其他操作减少数据量。

（5）确定KDD的目标：根据用户的要求，确定KDD是发现何种类型的知识，因为对KDD的不同要求会在具体的知识发现过程中采用不同的知识发现算法。

（6）确定知识发现算法：在确定KDD目标后，根据这个目标选择合适的知识发现算法，包括选择合适的模型和参数，并使得知识发现算法与整个KDD的评价标准相一致。

（7）数据挖掘：运用选定的知识发现算法，从数据中提取出用户所需要的知识，这些知识可以用一种特定的方式表示或使用一些常用的表示方法，如产生式规则或回归方程等。

（8）模式解释：对发现的模式进行解释。在此过程中，为了取得更为有效的知识，可能会返回到前面的处理步骤中反复进行前面的KDD过程，从而提取出更有效的知识。

（9）知识评价：将发现的知识以用户能理解的方式呈现给用户，同时对所发现的知识进行检验和评估。

上述的每个处理阶段都可以借助相应的处理工具来完成相应的工作。在处理过程的任意阶段都可以返回以前的阶段进行再处理。整个模型呈现阶梯状递进过程，因此被称作阶梯处理过程模型。

临床医学知识的获取与知识库的构建是研究专家系统的核心内容之一。因此也受到国内外研究领域以及医疗卫生领域的广泛关注。目前临床医学知识的主要来源包括临床指南、医学文献、电子病历以及医学专家的知识。可以从临床病例数据中挖掘案例知识，再在案例知识中发现规则知识，知识获取过程与处理过程模型应是基本吻合的。

（三）医学专家系统的推理方法

医学专家系统的推理方法是指从已有事实推出新的事实的过程，医生诊断疾病就是一个推理过程。医生一般是：①通过询问病史、身体检查、实验室检查和辅助检查手段搜集临床资料；②整理、分析、评价资料；③提出诊断；④给出治疗处理。推理的方法有多种多样，医生可根据不同临床资料或不同疾病特点采用相应的推理方法，作为模拟医生诊治疾病的医学专家系统有多种推理方法。

1.医学专家系统的推理方法

（1）基于规则推理

基于规则的推理是从医学领域专家那里获取问题求解的知识，概括、转化为易于被计算机表示和推理的形式，以知识库中已有知识构成的规则为基础，将初始证据与知识库中的规则进行匹配的推理技术。

系统工作时，用户首先提供一组初始证据，被放入综合数据库；推理机根据用户提供的初始数据到知识库中寻找匹配知识，形成一个当前匹配知识集，然后按照有关策略，将当前结果加入综合数据库中，继续进行后面的推理，重复此推理过程，直到所有或大多数临床表现与某一种疾病匹配，最后作出疾病的诊断。

较早的专家系统一般都使用概率统计法，从疾病的症状、体征、实验室和其他检查指标的发生频率与疾病概率之间的明确统计学分析，得出最相似的诊断。临床上不少疾病，当我们获得几项临床资料后就可以肯定地做出某种疾病的诊断，这些疾病适合用基于规则的推理。该推理方法对规则的形式做出了严格的规定，因此可以很方便地对推理过程作出解释。然而这种规则系统也存在着缺陷：

疾病的种类繁多，症状各异，因而需要很多规则，当知识库中的规则太多时会导致系统推理前后产生矛盾；另外，自学习能力很弱。

（2）基于案例推理

基于案例的推理是通过查找知识库中过去同类问题的解决方案从而获得当前问题解决方案的一种推理模式，这一过程与医生看病采取的方法很相似。基于案例推理是一种相似推理方法，事例按一定的模式在知识库中组织，应用存储于计算机中的事例形成解决相似或稍有变化问题的一种问题求解方法。

案例推理专家系统有功能强大的事例库，具备自学习能力，可以不断添加案例，提高其解决问题的质量。然而这种系统也有局限性：怎样有效地表示病例以及如何在大型病例库中快速有效地检索相似病例等。

（3）模糊数学推理

在临床上，有时用于病人疾病诊断的主要的临床表现及其程度都是不确定和难以用数字表达的，有时临床表现与疾病的关系也是不确定的，单纯用基于规则的推理或基于案例的推理较为困难或推理的结果准确性会比较差。模糊推理是运用模糊数学的理论建立模型，对不明确的信息进行分类，解决用一般数学模型难以描述的高度复杂和非线性的问题。系统工作时，根据输入的初始不确定性信息，利用模糊知识库中的不确定性知识，按一定的模糊推理策略，较理想地处理待解决的问题，给出恰当的结论。为了实现模糊推理，模糊推理机不仅要具备一般专家系统推理机所具有的推理控制策略，而且要定义一组函数，用于推理过程中不确定性的传播。模糊专家系统对于解决初始信息不太明确的问题具有较好效果。

（4）基于规则的神经网络推理

在许多疾病的诊断中，由于获得的临床信息可能不完整且含有假象，经常遇到不确定性信息，决策规则可能相互矛盾，有时表现无明显的规律可循，这给传统推理方法的专家系统应用造成极大困难。人工神经网络（Artificial neural network，ANN）能突破这些障碍。人工神经网络是一种模拟人类大脑神经系统功能的方法，运用大量的简单处理单元（神经元），经广泛并行互连所构成的人工网络。基于神经网络推理的专家系统既能保持专家系统原有特点又兼有神经网络特点：它由专家提供范例及相应的诊断结果，通过特定的学习算法对样本学习并不断修改网络各神经元之间的连接权，把知识和经验分布到网络的连接权上，使知识规则变为数字形式，便于知识库的组织和管理；人工神经网络系统有自学习功能，可以通过大规模并行分布式处理，实现知识的自动获取，并且可进行并行联想和自适应推理，具有较好的实时性和良好的启发性、灵活性，使知识获取的质量有了很大的提高。但也存在缺点：①仅适用于解决一些规模较小的问题；②系统的性能在很大程度上受训练数据集的限制，难以解决异类数据源的融合和共享；③知识提取过程繁杂而低效。

以上四种基本推理方法均有其优缺点，在一个医学专家系统开发中可以采用一种以上的方法，取长补短，使专家系统更接近人类专家。

2.医学专家系统的推理控制

医学专家系统的推理控制主要是指推理方向的选择、推理时所用的搜索策略及冲突解决策略等。产生式规则的控制策略与知识表达方法有关。基于产生式规则的推理控制如下。

推理方向：用于确定推理的驱动方式。分为正向推理（由已知事实出发）、反向推理（以某个假设目标作为出发点）和正反向混合推理（正向推理和反向推理相结合）。

（1）正向推理

正向推理又称数据驱动推理，是按照由条件推出结论的方向进行的推理方式，它从一组事实出发，使用一定的推理规则，来证明目标事实或命题的成立。一般的推理过程是先向综合数据库提供一些初始已知事实，控制系统利用这些数据与知识库中的知识进行匹配，被触发的知识，将其结论作为新的事实添加到综合数据库中。重复上述过程，用更新过的综合数据库中的事实再与知识库中另一条知识匹配，将其结论更新至综合数据库中，直到没有可匹配的新知识和不再有新的事实加入综合数据库中为止。然后测试是否得到解，有解则返回解，无解则提示运行失败。

实现正向推理需要解决的问题。

①确定匹配（知识与已知事实）的方法。②按什么策略搜索知识库。③冲突消解策略。

特点：正向推理简单，易实现，但目的性不强，效率低。

（2）逆向推理

以某个假设目标作为出发点。基本步骤是：

①选定一个假设目标。

②寻找支持该假设的证据，若所需的证据都能找到，则原假设成立；若找不到所需要的证据，则说明原假设不成立；需要另作新的假设。

实现逆向推理需要解决的问题。

①如何判断一个假设是否有证据？

②当导出假设的知识有多条时，如何确定先选哪一条？

③一条知识的运用条件一般都有多个，当其中的一个运用条件经验证成立后，如何自动地换为对另一个运用条件的验证？

特点：目的性强，利于向用户提供解释，但选择初始目标时具有盲目性，比正向推理复杂。

（3）混合推理

①先正向后逆向：先进行正向推理，帮助选择某个目标，即从已知事实演绎出部分结果，然后再用逆向推理证实该目标或提高其可信度。

②先逆向后正向：先假设一个目标进行逆向推理，然后再利用逆向推理中得到的信息进行正向推理，以推出更多的结论。

搜索策略：推理时要反复用到知识库中的规则，而知识库中的规则又很多，这样就存在如何在知识库中寻找可用规则的问题，即用较小的代价获得较高质量的结果。可以采用各种搜索策略有效地控制规则的选取。

冲突解决策略：在推理过程中，系统要不断地用数据库中的事实与知识库中的规则进行匹配，当有一个以上规则的条件部分和当前数据库相匹配时，就需要有一种策略来决定首先使用哪一条规则，这就是冲突解决策略。冲突解决策略实际上就是确定规则的启用顺序。

（四）医学专家系统的设计与实现

医学专家系统的结构是指专家系统各组成部分及相互组织形式。完成不同任务的专家系统可能具有不同的结构和功能。一般来讲，医学专家系统都应包括六个组成部分：医学知识库、推理机、动态数据库、解释及输入/输出接口、知识获取。

1.医学专家系统的结构

（1）医学知识库

知识库是知识的存储器，用于存储医学领域专家的经验性知识以及有关的事实、一般常识等。知识库中的知识来源于知识获取机构，同时它又为推理机提供求解问题所需的知识。

（2）推理机

推理机是专家系统的"思维"机构，实际上是求解问题的计算机软件系统。推理机的运行可以有不同的控制策略。

（3）动态数据库

动态数据库又称为"黑板"或"数据库"。它是用于存放推理的初始证据、中间结果以及最终结果等的工作存储器（Working Memory）。

（4）解释、输入/输出接口

解释、输入/输出接口是医学专家系统与医学专家及用户之间进行联系和沟通的程序集合。其基本任务是进行数据、信息或命令输入、结果输出和信息显示等。医学专家可以通过人机接口输入新的知识，更新、完善知识库；用户则通过人机接口输入问题，向系统提出咨询，系统通过它输出结果回答用户的询问等。

（5）知识获取

知识获取是指通过人工方法或机器学习的方法，将医学领域内的事实性知识和医学领域专家所特有的经验性知识转化为计算机程序的过程，是一件很困难的工作。知识获取被认为是专家系统中的一个"瓶颈"问题。

2.医学专家系统的设计原则

在掌握了知识获取、知识表示、推理机制以及解释器的基本技术后，就可以进行医学专家系统的设计工作。在设计医学专家系统时，要遵循以下原则。

（1）知识与知识处理机构相对独立的原则

医学专家系统的知识库是不断更新和完善的，而推理机构是计算机程序的一部分，其维护与更新相对较困难。因此，为适应知识的更新与变化，增加系统适用性，提高系统易维护性，知识库与推理机相对独立是设计专家系统应遵循的首要原则。

（2）按系统功能进行模块设计原则

模块化设计是计算机系统开发的常用方法，为使系统脉络清晰、易于调试，绝大多数医学专家系统均采用按系统功能划分模块的原则，将医学专家系统划分为几个相对独立的功能模块。

（3）交互性原则

用户使用医学专家系统或者管理人员对系统进行维护都需要通过人机交互界

面来完成，尤其用户在咨询过程中，需向系统表达相关事实，系统则要向用户输出求解结果及相关解释信息，另外在用户使用系统的过程中，也可能要回答系统提出的问题，以利于系统更有效地工作，这就需要有一个良好的人机交互接口来实现。因此良好的人机交互界面及良好的人机交互能力是医学专家系统设计必须实现的目标之一。

（4）合作原则

医学专家系统的构造者涉及医学领域专家、知识工程师、软件工程师、用户、系统管理维护人员等。这些人员都是设计、开发或使用医学专家系统的直接人员，在设计开发专家系统过程中，必须将这些人员很好地组织起来，结合各自的特长及要求充分发表意见和建议，为设计完善、高效的医学专家系统奠定基础。

3.医学专家系统设计的关键因素

设计医学专家系统的关键有两大部分，一是建造知识库，主要技术是知识获取和知识表示；二是设计推理机构与推理策略，主要技术是基于知识规则的推理和对推理进行解释。

知识获取是从医学领域专家处提取知识，并将其转化为专家系统程序，是一个艰巨而细致的过程。而知识表示主要研究各种语义信息的数据结构设计，以便在这些数据结构中存储知识，开发各种操作，把医学领域知识有效转换为计算机能够处理的信息。

推理涉及的两个基本问题是推理方向的选择以及冲突消解。正向推理和反向推理是两种基本的推理方式，推理方式的选择决定于待解问题的特点以及医学专家的习惯。在求解某具体问题时，当可用知识不止一条，如何有效选择其中一条并加以利用的过程称为冲突消解。而这些关键工作的直接参与者就是医学领域专家、知识工程师、软件工程师以及用户等。

4.医学专家系统设计开发

医学专家系统的开发过程一方面要遵循软件工程的步骤和原则，另一方面又有其独特的地方，其设计与实现的一般过程如下。

（1）选题与明确任务

首先要对问题进行调研，征求多方面的意见，列出所有可供考虑的问题；然后确定候选问题，通过分析、交流、讨论；最后确定开发何种医学专家系统更

55

适合该领域问题的求解。明确任务就是要明确问题的相关要素，如问题的类型、范围，开发过程需要哪些参与者，构建该医学专家系统的目标、基础、工作环境以及与问题有关的知识领域等，还涉及研究问题的难度估计和开发工作的预期进度，系统开发所需依赖的资源等一系列工作。

（2）系统分析阶段

系统分析的主要目的是确定系统所研究的领域是否适用医学专家系统。用户的具体需求，包括功能需求和性能需求等。还要分析设计开发此系统的成本和收益。该阶段主要完成开发医学专家系统的可行性分析。

（3）领域模型阶段

该阶段的主要任务是获取医学专家系统所需的领域知识并构建知识库。分为医学领域概念模型建立、医学领域形式化模型建立及医学领域知识库的构建。

医学领域概念模型是采用一种适于知识处理的方式对相关概念、实体对象及关系进行描述或表示。此阶段的主要任务：一是通过走访领域专家及现场技术人员，查阅国内外大量的文献资料来获取领域知识，掌握专家处理领域问题的方法和思路；二是对所获得的信息进行分析、比较、归纳、整理，找出大量领域知识之间的内在规律，建立医学领域概念模型，并请医学专家审查。

医学领域形式化模型是采用特定的符号语言描述重要概念和关系，将有关知识和经验条理化、层次化、系统化。按照严格的关系建立医学领域的符号化模型，使计算机能够识别和利用。

医学领域知识库构建是根据形式化模型，选取相应的知识表示方法及推理策略，用开发医学专家系统的语言和工具把获取到的专家知识逻辑性地表达出来，并以适当的形式存储到计算机中形成知识库。主要包括医学领域知识表示模式的选择、推理机制的确立等工作内容。

（4）系统设计

系统设计的主要任务包括：对系统的进一步理解，详细定义所涉及的问题，确定实施策略、推理方式、对话机制等。具体包括：知识库设计、知识库操作设计、系统体系结构设计、知识描述语言设计、知识库管理系统设计、执行机构的设计、界面设计、推理解释机制的设计、菜单命令的设计等，另外，设计要为项目管理提供直观的监测点，使用户参与系统的开发，合理组织人员，协调项目进展。

（5）系统实现

系统实现阶段，知识工程师把形式化的领域知识转变成计算机程序。要解决以下问题：知识库中将规则和事实分离；知识表示的一致性；推理机的具体实现；工具和语言功能的适当扩充等。编制程序时要考虑内容和形式的一体化，一体化包括各种知识的结合和重组，以消除数据结构和规则或控制之间的不匹配。程序编好以后，还要将程序在计算机上进行编译、验证、修改，反复调试，保证系统顺利运行。

（6）测试与评价

医学专家系统必须反复进行测试与评价，发现并改正其中的错误，完善系统功能，才能使之更加实用，因而有必要通过运行大量的实例来检测系统的性能以及系统的实现方案是否合适。

对系统的测试和评价主要看它解决问题是否达到医学专家水平，知识表示模式的选取是否恰当，知识库中的知识和推理规则的正确性、完整性、一致性，知识库维护是否容易，人机接口使用是否实用和友好，系统的成本与效益情况是否满足要求，系统的解释是否恰当、充分，测试的问题是否覆盖整个领域系统，速度是否能使用户满意等。测试和评价的结果如果不符合客户的需求，需重新回到各个开发阶段、重新形式化概念建立、重新提炼推理规则。

（7）系统维护与完善

系统维护是在系统已经交付后，为改正错误或满足新的需求而修改软件的过程。系统维护的目的是保证软件系统能够持续地与用户环境、数据处理操作的要求相协调。系统维护包括正确性维护、适应性维护、完善性维护和预防性维护四个方面，主要维护内容有程序维护、数据维护和硬件维护等。

（五）医学专家系统发展趋势

随着人工智能和各种新技术的发展，未来医学专家系统的发展前景更加值得期待。

（1）医学专家系统与神经网络、遗传算法等推理新方法新技术深度融合

人工神经网络（Artificial Neural Network，ANN）具有自组织、自学习和自适应性等特点，同时还具有并行处理、分布式存储与容错性，用人工神经网络技术构建医学专家系统，不仅可以较好地解决系统的学习和知识更新问题，在知识推理和知识解释上也占有明显优势。遗传算法（Genetic Algorithm，GA）是模拟生

物进化和遗传建立起来的搜索技术，具有较强的全局搜索能力和知识表达能力，医学专家系统与遗传算法相结合，不仅有利于构建医学决策支持系统，而且在诊断规则挖掘和诊断变量提取方面也显示出了广阔前景。

（2）医学专家系统与大数据相结合

人工智能与数据库技术是计算机科学的两大重要领域，越来越多的研究成果表明，这两项技术的相互渗透将会给计算机应用带来更广阔的前景。医学专家系统可借鉴大数据关于信息存储、共享、并发控制和故障恢复技术，为专家系统中的知识库管理、设计提供帮助，改善专家系统的特性，提高实用水平。

（3）与多媒体相结合

多媒体技术是一种把文字、图形、图像、声音、动画、视频图像等信息集成在一起，并通过计算机进行综合处理的综合技术。将多媒体技术应用在医学专家系统中，一是能够充分发挥其高速处理综合问题的特点，提高识别速度，有效地模拟医生在临床诊断中用的直觉和模拟诊断功能；二是可集多种知识表达为一体（包括文字、图形、图像、影像及声音）；三是具有友好的用户界面，系统将以类似专家的方式来传播信息，能和用户深入沟通，用户可向系统寻求解释、咨询、谈话等；四是知识获取方便，过去知识获取一直是最困难的，因为知识必须事先整理，才能存入计算机内使用，而利用多媒体专家系统的知识获取模块，采用图像扫描器，可直接将医学图像及精确的解剖位置转化为系统内部知识表示，也可由专家用直接向系统传授知识。

专家系统中以"产生式规则"来表示医学知识和人类的经验，无论就系统的复杂性和人类认知都不能满足实际的要求，人工神经网络、遗传算法、模糊聚类算法等模式识别技术和基于大数据的数据挖掘技术在知识发现中的应用，不断提高专家系统的决策能力，临床决策支持系统应运而生。

二、临床决策支持系统

随着时代的发展，知识爆炸对医疗工作提出了严峻的挑战，医生们日益感到难以跟上突飞猛进的医学发展步伐。虽然临床分科有助于缓解这一矛盾，但绝非根本解决方法。因为即使是很专业的医学领域的知识更新和增长，也超出医生的学习和掌握限度，大量的信息和数据也让医生们无所适从。而借助计算机的巨大存储能力和处理能力有可能改变这一状况，于是临床决策支持系统CDSS（Clinical Decision Support System）应运而生。临床决策支持系统是指将临床数据作为输入信息，将推论结果作为输出，有助于临床医生决策并被用户认为具有一定"智能"的任何软件。大量研究表明，临床决策支持系统的应用可以有效解决临床医生知识的局限性、减少人为疏忽（特别是药物定量方面）、相对降低医疗费用等，从而为医疗质量提供保证。

（一）临床决策支持系统的概念

临床决策支持系统即CDSS，一般指能对临床决策提供支持的计算机系统，这个系统充分运用可供利用的、合适的计算机技术，针对半结构化或非结构化医学问题，通过人机交互方式改善和提高决策效率的系统。

最早，美国科学家奥谢罗夫（Osheroff）把临床决策支持定义为"运用相关的、系统的临床知识和患者信息，加强医疗相关的决策和行动，提高医疗水平和医疗服务水平"。目前，临床决策支持的概念仍在不断更新。美国医药信息学会（American Medical Informaties Association）将CDSS定义为：为医务工作者、病人或任何个人提供知识、特定个体或人群信息，在恰当的时间，智能化地过滤和表达信息，为的是提供更好的健康、诊疗和公共卫生服务。

临床决策支持系统有别于专家系统，临床决策支持系统理论与技术产生以来，无论从架构或构建方法上，都发生了巨大的变化。此领域里的研究者和临床医生否定了原先构建专家系统的交互模式，基于专家经验的决策支持系统是不可能实现的。专家经验并不是CDSS知识唯一的来源，对于不同的专家在同一问题的表述存在差异，一个专家在不同时间对同一问题的看法同样也存在着不同；同时，个人的医学经验在不断变化之中，这使CDSS利用"生产式规则"表示专家经验，为非专家用户提供决策建议时，组合相关规则易出现冲突。

CDSS的发展趋势将受决策环境驱动，未来CDSS发展会呈现多样性和丰富性。无论何种形式的CDSS，医生是决策主体，辅助决策是本质，系统只是实现决策支持的载体形式，CDSS的知识自动析取与管理才是未来发展方向和研究的重点。

（二）CDSS目标与功能

CDSS是提升医疗质量的重要手段，因此其根本目的是评估和提高医疗质量，减少医疗差错，从而控制医疗费用的支出。临床医生可以通过CDSS的帮助来深入分析病历资料，从而做出最为恰当的诊疗决策。临床医生可以通过输入信息来等待CDSS输出"正确"的决策进行选择，并通过输出来显示决策。

目前，通常认为临床决策支持系统的基本功能可分为以下8个方面，如表3-1所示。

表3-1　临床决策支持系统主要功能

功能	举例
警报（alerting）	显示超出范围的实验值
提醒（reminding）	提醒临床医师申请乳腺X光检查
评论（critiquing）	拒绝某项电子医嘱
解读（interpreting）	解读心电图
预测（predicting）	根据病情严重程度评分预测死亡风险
诊断（diagnosing）	列出胸痛病人的鉴别诊断
协助（assisting）	为肝移植和肾衰病人选择合适的抗生素
建议（suggesting）	生成呼吸机的调节建议

CDSS注重临床医生与CDSS之间的互动，利用临床医生的知识和CDSS对医学知识的系统管理，更好地分析患者的信息，以便为临床医生提供医疗建议。临床决策支持系统的主要特征：

（1）对临床决策者的决策判断进行支持而不是代替；

（2）帮助临床决策者解决半结构化和非结构化的问题；

（3）支持临床决策过程的各个阶段；

（4）支持临床决策者的决策风格和方法，改善个人与组织的效能；

（5）支持所有管理层次的决策，进行不同层次间的沟通和协调；

（6）易于非计算机专业人员以交互对话方式使用；

（7）由用户通过对问题的洞察和判断来加以使用；

（8）强调对环境及用户决策方法改变的适应性。

（三）CDSS组成与构建方法

为了弥补医学专家系统的不足，人们开始了对智能临床诊断的研究，将人工智能技术引入传统的医学专家系统，形成了智能型临床决策支持系统，改进了医学专家系统的性能。

CDSS系统多采用人工智能的形式，重视解决问题决策模式的研究与模型的使用。这种人工智能在近年的CDSS研发中称为机器学习，可以允许计算机从既往经验中或是其他临床资料中获得知识。临床决策支持系统可以采用多种不同的方法来构建和实现临床决策支持系统功能模块。分析现行的临床决策支持系统建模过程，一般包括如下基本方法：贝叶斯网络、人工神经网络、遗传算法、产生式规则系统、逻辑条件、因果概率网络等。

（四）CDSS应用案例——基于大数据的糖尿病临床决策支持系统

糖尿病是一种慢性非传染性疾病，目前只能通过长期用药和自我管理来缓解病情，无法根治。临床决策支持系统能够模拟糖尿病医疗专家诊断疾病的思维过程，向医生提供常规诊疗方案，推荐较优的方案，提高对糖尿病患者的治疗及管理效果以降低成本、缩短治疗周期；另外，可帮助入门医生顺利开展治疗，降低医疗误诊率，拓展医生的知识宽度，并结合最新的诊断标准帮助医生迅速掌握前沿的诊断技术。

近年来，随着电子信息技术的迅速发展，医院信息系统和医疗设备的广泛应用，医疗数据库的信息容量不断膨胀。这些海量的医疗数据对于疾病的诊疗和医学研究具有较高的价值。医疗大数据是指以创新方式对人类医疗和健康相关数据进行获取、存储、搜索、共享、分析而得到的信息资产，其目的是对数据进行拓展、整合和优化，对处理数据的行为进行可控化、规则化和智能化，从而获得更强的决策力和洞察力，服务于医疗与健康产业。

基于大数据的CDSS是信息化发展的高级阶段，也是信息系统和决策支持技术相融合的结果。大数据分析技术将使CDSS更智能。它能将数据转化为知识，辅助决策者进行科学决策，从而有效解决医护人员知识的局限性问题、减少决策失误、控制医疗费用不合理增长、合理配置医疗资源、提高医疗服务质量。

它能为决策者提供分析问题、建立模型、模拟决策过程和方案的环境，调用信息资源和分析工具，帮助决策者提高决策水平与质量，最终实现提高医疗质量、减少医疗差错和提高医疗成本效益的目标。基于大数据的糖尿病临床决策支持系统框架如下。

1.数据收集

随着医疗大数据技术的不断进步，很多医院已建立了数据中心，其可记录患者就医时全部的相关数据，实现全流程医疗数据医嘱闭环管理，基本做到"流程可追溯，信息可追踪，出错可纠正，效果能统计，结果可分析"。糖尿病临床决策支持系统的数据由多元异构的各种类型数据构成，并可通过多种方式获取，如疾病相关文献数据、个性化的诊疗数据、电子病例、诊断事件序列、体检报告、个人健康档案、可穿戴设备获取的连续血糖监测数据、连续胰岛监测数据及个体行为数据等。数据整合是其中必不可少的必要环节。目前较为流行的Hadoop平台基本能存储和处理国内数据平台所整合的大数据，可对大数据内容进行定性分析和计算，深度挖掘大数据的价值，并由此构建糖尿病数据仓库，综合疾病治疗标准、历史案例、医学术语模型及数据分析方法以形成临床决策，为医生提供药物干预方案、运动方案以及推荐合理的饮食方案。

2.知识库构建及推理模型选择

基于大数据的糖尿病临床决策支持系统知识库的构建通过人工智能—机器学习实现，学习方法是多种机器学习方法的组合。包括基于决策树、随机森林、神经网络、模糊逻辑、支持向量机及Apriori关联规则等算法。基于决策树的方法用于判断患者所患糖尿病的类型，首先根据是否处于妊娠期来判断是否属妊娠型糖尿病，然后根据自发性酮症、年龄以及起病的快慢和患病的轻重来判断是1型糖尿病还是2型糖尿病，从而实现对糖尿病的分类；多层感知神经网络的方法是根据患者的性别、年龄、体质量与空腹血糖判断其是抑郁、焦虑还是积极的心理状态；利用模糊逻辑的方法，根据患者的禁忌证来筛选所使用的药物，再结合医生的意见使用神经网络确定最佳的用药方案；支持向量机（SVM）将糖尿病特征子集（腰围、胸围、臀围、舒张血压、年龄）作为输入向量，利用最佳特征子集的特征筛选算法实现2型糖尿病判别与风险因素筛选；利用Apriori关联规则算法分析美国医疗数据库（HealthFacts）中的糖尿病患者的电子病例，再根据患者的各个属性特征辅助医生制定治疗方案。

3.人机交互及系统实现

糖尿病临床决策支持系统的人机交互界面类似于数字仪表板这样的集成平台，在该平台上可以浏览病人的各种检查信息，可以在有权限的前提下输入或修改病人的症状、病史、体格检查等信息，可以方便地查找相关的药品和医疗器械信息，可以要求临床决策系统提供进一步的诊疗建议，可以获取各种类型的知识，为临床诊疗过程提供全方位的支持和服务。

为实现这种综合诊疗支持功能，系统地开发集成和融合多种开发语言、开发平台和软件工具，在保证系统功能和性能的前提下，尽可能地减少系统开发工作量。系统架构结合客户端、服务器模式与浏览器、服务器模式的优点，将两种架构有机地结合在一起。采用面向对象与面向组件的开发方法。

临床医生可以从电子病历或系统的医生工作站中切入主界面，系统从电子病历中自动获取当前患者的相关信息，并提供输入与修改功能。系统向推理层注册临床事件，数据中心根据事件模型和数据模型列出推理过程所需的相关信息。其中有些信息是必需的，也有一些不是必需的。不同的疾病对病人信息的需求也不同。其中有些信息可能已经有了，如病史信息和体检信息等。待补充的信息中，有些可以由医生进一步询问病人获得，更多的信息可能需要病人做进一步的检查才能获得，如实验室检验、医学影像检查等。系统填满待补充数据项之后，进入推理流程，推理过程通过可视化的方式展示给临床医生，让临床医生参与临床诊断过程，直观展示诊断过程和诊断依据，医生对整个诊断过程一目了然，并可以借助自己的知识与经验，对诊断依据的充分与否进行判断，对诊断结果的采纳与否进行选择。

（五）CDSS面临的障碍与发展前景

临床决策支持系统功能强大、使用便捷，但它在临床上的实际应用却并不多，主要有两方面的原因：一是知识库的构建不能满足临床医生的需求；二是大多数系统与临床工作脱节，在技术上没有与电子病历集成，导致系统提供决策支持的方式不符合临床医生的行为习惯，降低了临床医生使用的积极性。

医学知识的复杂性导致了系统设计时需要考虑非常多的患者因素，如症状、体征、实验室检查数据、家族史、基因、流行病学资料、现有的医学文献等。同时新发表的临床研究数以万计，且质量参差不齐，大量的数据导致系统维护上存在困难。临床决策支持系统往往局限于某个领域，覆盖范围有限。

临床工作流程的复杂性也增加了系统整合的难度。尤其是一些医院对于内外网有着严格的逻辑隔离甚至是物理隔离，进一步限制了一些在线CDSS的应用。目前大多数系统仍独立于临床工作流程，导致医生需要独立打开CDSS，然后花费时间录入患者资料，大量的警告信息使得医护人员疲于应付，降低了工作效率。

目前整合比较成功的案例是药房系统和账单系统。因为药房工作相对简单，CDSS主要解决药物相互作用问题，比较容易设计实现。

针对上述制约因素，应采取如下几方面的措施推动CDSS的改进。

1.加强技术研究

许多技术问题阻碍CDSS的发展，因此有必要进一步完善现有的方法并开发

63

新方法。应加强以下两方面的工作，一方面是加强CDSS的适用环境研究，把研究焦点从提供规则知识转向改善与医生的沟通上，有利于沟通的系统无疑会极大地改善临床决策；另一方面是加强基础技术问题的研究，如临床知识的特性、如何构筑这类知识的模型及怎样将这些知识应用到不同的环境中去等。

2.重视组织文化因素

医院的组织文化环境对CDSS开发应用起着非常重要的作用。开发CDSS时应精心设计或选择适当的方法，以分析临床实践中的组织关系与交往，分析医生的习惯、兴趣、观念与价值取向，并根据分析结果指导开发。

3.加强项目管理

CDSS开发组成员的知识、经历及技能搭配得当。临床医生应在项目组中充当重要角色。项目管理者应具远见和创造性，并善于形成高效的团队工作氛围。应尽可能地保持开发组成员的稳定性。政府及研究机构应保障对具战略价值的复杂问题提供长期足够的资助。

4.改善CDSS的移植性

要推广CDSS，首先要解决CDSS可移植性问题。具体做法包括：①对临床概念、记录格式及保健服务等进行标准化；②开发通用临床计算机语言及系统；③增加CDSS的适应性，如开发能够通过提问用户了解所需信息并作自调整的CDSS；④提供实施与维护支持，当医院决定从外界购买CDSS时，应组织供应商或咨询机构帮助分析医院环境、提出建议并修改系统等。

5.提高CDSS成本效益

卫生系统的资源短缺压力越来越大，成本效益无疑是决定CDSS成败的关键之一。应继续努力降低CDSS开发和应用成本，具体做法包括：战略规划、协作开发交流经验、研制可重复使用的独立知识系统等。

21世纪，人工智能发展的三个要素算法、算力和数据有了新的突破，人工智能终于有了革命性发展。智能诊断从过去的基于专家和人为设定规则中走出，开始从海量数据中自动寻找规则，将海量数据转化为高效的诊断能力。

在算法、算力和数据方面，中国都具有一定的优势，未来智能诊断的发展前景广阔。数据是人工智能发展的驱动因素，中国拥有更多的数据，中国移动电话和互联网用户数量居世界第一。

当医院信息系统完成针对业务功能上的应用后，临床决策支持系统是医院信息化建设的下一个目标，还将提高医疗水平、促进医学科学的发展、充分发挥数字化医院的效能，体现先进计算机技术和现代医疗科研的完美结合。

　　未来临床智能诊断的数据将全面融入CT、核磁、超声以及分子影像等，多模态地智能分析临床大数据，进行交叉验证，实现精准诊断；临床智能诊断依托雄厚的技术平台、成熟的临床成果、丰富的医疗资源实现多地的同步智能云服务，更便捷、更低成本地将优质医疗资源下沉至基层。打造更舒适、方便、安全和健康的智慧医疗。

65

第二部分
内科疾病治疗

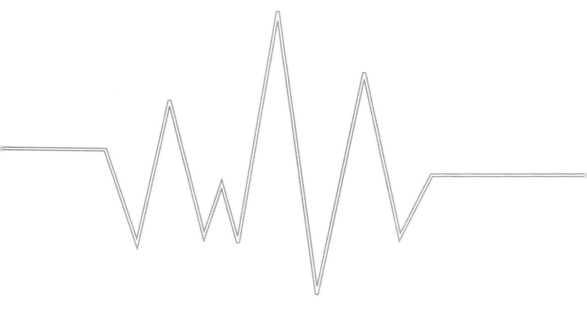

第四章　病毒性疾病及其治疗

病毒是一类非细胞形态的微生物，专性细胞内寄生。病毒通过人体易感细胞受体进入细胞内增殖，通过对细胞直接致病变作用或诱导免疫病理损伤。

第一节　流行性感冒、人感染高致病性禽流感

一、病原学

流感病毒（RNA）。其包膜包括：

（1）内层。基质蛋白包括M1（包膜内层）、M2（跨膜蛋白、离子通道蛋白）。

（2）外层。脂质双层膜、糖蛋白棘突[血凝素（HA）、神经氨酸酶（NA）]。

二、流行病学

发病前1周内曾到过疫点，一个单位或地区出现大量流感患者。

（1）传染源。①流感：患者、隐性感染者。②人禽流感：患或携带H5N1、H9N2、H7N7的鸡鸭鹅等家禽，尚无证据患者为传染源。

（2）传播途径。飞沫、接触。

（3）流行特征。多发于冬春季，大流行时季节性不明显。

三、致病机制

病毒进入细胞内复制致细胞病变，使呼吸道上皮细胞变性、坏死脱落。

四、临床表现

（1）单纯型。急性发病，畏寒高热、头痛乏力、肌痛等感染中毒症状明显，而呼吸道症状轻。

（2）肺炎型。多发2岁以下、高龄、孕妇、免疫力低下或原有慢性基础疾病

者；24h内出现持续高热、剧咳、痰中带血或咯血、呼吸困难和发绀；体检示肺部满布哮鸣音、继发细菌感染时可满布湿啰音；CT示双肺散在絮状阴影，继发细菌感染时有片状阴影。

（3）胃肠型。食欲缺乏、腹痛、腹胀、呕吐、腹泻等消化道症状。

（4）中毒型。肺部体征不明显，但高热不退、神志不清。

（5）脑炎型。表现为谵妄、惊厥、意识障碍、脑膜刺激征等中枢神经系统损害。

五、辅助检查

（1）WBC、N正常或偏低，合并细菌感染时升高。

（2）咽拭子聚合酶链反应（PCR）、培养出病毒为确诊依据。

（3）血清学。红细胞凝集试验效价递增4倍。

（4）胸部X线片或CT示感染。

六、治疗

隔离期：退热后48h解除隔离。

（1）抗病毒。发病48h内用药效果好，疗程5～7天。①M2阻滞药：金刚烷胺（老年和孕妇应慎用，禁用于精神病及癫痫患者、哺乳期妇女、新生儿、1岁以内的婴儿）100mg po bid。②NA抑制药：奥司他韦（0～12岁：按体重；12岁以上：同成人）75mg po bid。

（2）合并感染。支气管炎。①GS／NS 250mL+左氧氟沙星0.4g ivgtt qd（肾功能不全慎用；注意引起失眠等精神症状；癫痫患者禁用）。②GS／NS 250mL+阿奇霉素注射液0.5g ivgtt qd。③GS／NS 100mL+头孢他啶／头孢西丁钠／头孢曲松钠2d ivgtt q8h／q12h。

（3）糖皮质激素。一般不推荐使用，若短期内肺病变进展迅速可短期用。

（4）对症、支持治疗。

七、并发症治疗

（一）原发性病毒性肺炎

（1）肺部病变以浆液性出血性支气管为主，由红细胞外渗、纤维渗出物和透明膜形成。

（2）抗病毒治疗，防治感染；加强对症支持治疗。

（二）继发性细菌性肺炎

（1）血象增高，痰培养可找到致病菌。

（2）积极抗感染，如合并真菌感染加用氟康唑。

（三）Reye综合征

Reye综合征又称急性脑病—肝脂肪变性综合征，是一种急性、一时性、可逆性和弥漫性肝脂肪浸润，认为与线粒体损伤和酶活性丧失有关。

（1）好发于2～16岁，用阿司匹林等退热3～5天出现恶心、呕吐，继而出现嗜睡、昏迷等神经系统症状，肝损伤轻度但无黄疸。脑脊液无明显变化。

（2）降颅压，必要时高压氧疗法或机械通气。

（3）控制癫痫发作：苯巴比妥。

（四）心肌炎

（1）卧床休息至热退3～4周。

（2）抗病毒、维生素C和极化液改善心肌缺血。

（五）横纹肌溶解症

肌痛、肌无力，肌酸激酶升高。

（1）补充足够液体冲淡肾内肌血球素。

（2）碳酸氢钠片碱化尿液。

八、预防

（一）接种疫苗

（1）流感灭活疫苗（甲型H1N1流感疫苗）：接种对象为老人、婴幼儿、孕妇、慢性心肺疾病患者、肿瘤患者、免疫功能低下者。

（2）流感减毒活疫苗：接种对象为健康成人和儿童，禁用于流感灭活疫苗接种对象。

（二）预防性治疗

奥司他韦75mg qd，疗程2周。

九、预后

（1）单纯型流感预后好，年老体弱者可因流感病毒性肺炎和继发感染，并发呼吸循环衰竭死亡。

（2）H5N1感染者预后差，病死率为30%~80%。

第二节　流行性腮腺炎与风疹

一、流行性腮腺炎

（一）病原学

腮腺炎病毒（RNA）。

（二）流行病学

发病前2~3周有与流行性腮腺炎患者接触史。

（1）传染源。早期患者（腮腺肿痛前6天至肿后9天）和隐性感染者。

（2）传播途径。直接接触、飞沫等。

（3）流行特征。多发于春冬季，儿童多见。

（三）致病机制

侵入口腔和鼻黏膜增殖后入血，累及腮腺（非化脓性炎症）及一些组织增殖后再入血，侵犯未波及的脏器。

（四）临床表现

畏寒、发热、头痛、食欲缺乏、肌痛等感染中毒症状，数小时至1~2天后腮腺肿痛（以耳垂为中心），可累及颌下腺及舌下腺。妊娠期感染会致胎儿畸形、早产或死胎。

（五）辅助检查

（1）WBC、N大多正常，有并发症时WBC总数可升高。

（2）尿。肾受累时出现蛋白尿、红细胞及白细胞。

（3）血生化。血淀粉酶≥300U／L，而血脂肪酶的增高有助于胰腺炎的诊断。

（4）头颅CT、脑脊液示病毒性脑膜炎。

（5）血清特异性抗体阳性。

（六）鉴别诊断

（1）急性化脓性腮腺炎。表现为单侧腮腺肿大，不伴睾丸炎或卵巢炎。患侧耳下疼痛，后出现肿胀，波及颊部及下颌角，局部皮肤发红、发热，并呈硬结性浸润，触痛明显。口内腮腺导管乳头显著红肿，当腮腺内有脓肿形成时，挤压腮腺腺体可见脓液流出。患者常有毒血症表现，发热，WBC升高。

（2）病毒性腮腺炎。流感病毒以及肠道病毒中的柯萨奇病毒均可导致腮腺炎，须与血清学或病毒学检测进行鉴别。

（3）亚急性甲状腺炎。①起病急，常伴有上呼吸道感染症状和体征。②颈部不适，咽喉区疼痛、自发性疼痛剧烈、耳颞部放射痛。③疼痛可转移至对侧。④甲状腺肿大，质硬，触痛明显。⑤红细胞沉降率明显增加，常>50mm／h。⑥血清FT3、FT4水平升高，促甲状腺素（TSH）降低，FT3／FT4<20，TGAb／TPOAb阴性或低滴度升高。⑦而甲状腺I131摄取率低下呈"分离现象"。⑧甲状腺细针穿刺或活检有多核巨细胞或肉芽肿改变。

（4）其他慢性肝病、糖尿病、腮腺导管阻塞等均可引起腮腺肿大，但不伴有急性感染症状，局部无明显压痛和疼痛。

（七）治疗

疗程7～10天。

隔离期：起病到腮腺完全消退，约3周。

（1）流质软食，忌酸性食物，胰腺炎则需禁食。

（2）抗病毒 GS／NS 500mL+利巴韦林注射液（利巴韦林）0.5g q12h ivgtt。

（3）脑膜炎按病毒性脑膜炎处理。

（4）对症、支持治疗。

（5）糖皮质激素，合并生殖系统并发症、神经系统并发症、心肌炎时，地塞米松5～10mg ivgtt qd，连用3～5天。

（八）并发症治疗

1.无菌性脑膜炎

（1）神经系统受损

①甘露醇注射液2.5～5mL／kg qd／8h，症状改善每3～5天减量；

②NS 100mL+地塞米松磷酸钠注射液10mg／注射用甲泼尼龙琥珀酸钠（甲强龙）40mg qd ivgtt，3～7天，注意护胃，若未用激素时体温、脑膜刺激征改善，

但脑脊液中蛋白仍高（>1g），可试用激素3~5天，半月后复查，若升高需考虑其他问题，病程很重要；

③静脉注射人免疫球蛋白1g / kg ivgtt；

④GS / NS 50mL+奥美拉唑注射液0.6~0.8mg / kg qd / bid ivgtt；

⑤苯巴比妥5~10mg / kg im；

⑥水合氯醛0.5~1mL / kg灌肠，成人1~2g；

⑦地西泮10~20mg iv&im；

⑧GS / NS 250mL+醒脑静注射液2支ivgtt qd，孕妇禁用；

⑨甲钴胺片（弥可保、甲基维生素B12）1片tid。

（2）呼吸系统受累

①尼可刹米1~2支和洛贝林1~2支，交替iv；

②NS 100mL+多索茶碱0.1g×3支和氨茶碱0.25g ivgtt qd（始终注意心力衰竭）；

③NS 2mL+盐酸氨溴索注射液（沐舒坦）15mg 1支雾化bid；

④茶碱缓释片0.1g×2 bid；

⑤可待因桔梗片（西可奇）2片tid；

⑥乙酰半胱氨酸泡腾片1片bid；

⑦氨溴索片 / 口服液；

⑧枸橼酸喷托维林片25mg tid；

⑨富马酸酮替芬片1片bid。

（3）降温：物理降温

①布洛芬混悬液10mL；

②双氯芬酸钠栓18.5mg（1 / 4~1 / 3片）塞肛，注意易出现休克；

③新癀片2~4片tid。

2.睾丸炎

硫酸镁湿敷肿大睾丸、丁字带托住肿大睾丸、早期应用己烯雌酚1mg po tid可减轻肿痛，很少引致不育症。

3.卵巢炎

（1）抗病毒。

（2）急性期抗感染治疗。

4.胰腺炎

（1）禁食。

（2）护胃、奥曲肽。

（九）预防

疫苗：腮腺炎减毒活疫苗喷喉。

（十）预后

大多患者预后良好，个别出现重型脑膜炎、心肌炎、肾炎等，病死率0.5%～2.3%。病后有持久的免疫力。

二、风疹

（一）病原学

风疹病毒（RNA）。

（二）流行病学

有与风疹患儿接触史。

（1）传染源。患者、无症状带毒者。

（2）传播途径。呼吸道、接触、母乳和胎盘。

（3）流行特征。多发于冬春季。

（三）致病机制

（1）第一次病毒血症。病毒侵入上呼吸道黏膜后在颈部、耳后淋巴结增殖，后进入血白细胞。

（2）第二次病毒血症。通过白细胞到达单核系统，复制后再次入血，播散至脑组织（脑炎）和全身（发热、皮疹、结膜炎、关节炎）。

（四）临床表现

1.后天获得性风疹

（1）低热、结膜炎、头痛、咽痛、淋巴结炎、肌痛、恶心。

（2）皮疹：发热第1～2天出现小的淡红色充血性斑丘疹；出现于面部、颈部、躯干及四肢，但手掌和足趾大都无疹；均有淋巴结炎；皮疹消退后无色素沉着。

2.先天性风疹综合征

（1）常发生在妊娠前4个月内。

（2）可致早产、流产、死产。

（3）新生儿：

①孕≤8周感染：多见先天性心脏畸形、白内障及青光眼；

②孕>8周感染：多见失听和中枢神经病变。

（五）辅助检查

（1）WBC正常或偏低，L升高，可有异型淋巴细胞。

（2）血清学IgM阳性或IgG恢复期抗体升高4倍。

（六）鉴别诊断

1.麻疹

麻疹的上呼吸道卡他症状明显、有克氏征，起病3～4天开始出现皮疹，出疹与消退有一定顺序，皮疹消退时脱屑且留有色素沉着，并发症较多。血清抗体可资鉴别。

2.猩红热

前期发热咽痛明显，1～2天后全身出现针头大小红疹、疹间皮肤充血、压之褪色，疹退后可发生大片脱皮，血常规WBC、N升高。

3.幼儿急疹

多见于婴幼儿（<1岁为主），骤起高热，持续3～5天后突然下降，可伴有高热惊厥，热退时或热退后出现皮疹，以躯干部为多，1～2天自动消退，一般不脱屑、不留色素沉着。

4.其他疾病

肠道病毒感染、药疹、荨麻疹、传染性单核细胞增多症等。

（七）治疗

隔离期：隔离至出疹后5天。

（1）抗病毒疗程5～7天。

GS/NS 100mL+利巴韦林注射液（利巴韦林）10～15mg/（kg·d）q12h ivgtt。

（2）对症支持治疗。

（八）并发症治疗

1.脑炎

（1）抗病毒。

（2）对症：退热、降颅压。

2.心肌炎

（1）卧床休息至热退3～4周。

（2）抗病毒、维生素C和极化液改善心肌缺血。

3.关节炎

休息及对症处理。

（九）预防

（1）接种疫苗。①常用麻疹—流行性腮腺炎—风疹联合疫苗和麻疹—流行性腮腺炎—风疹—水痘联合疫苗。②被动免疫：免疫球蛋白0.5mL／kg。

（2）如经病毒及血清学检查证实在妊娠4个月内确已感染风疹应考虑终止妊娠。

（十）预后

（1）一般预后良好，若并发脑膜脑炎、PLT减少致颅内出血可引起死亡。

（2）妊娠3个月内的妇女患风疹，其胎儿可发生先天性风疹，引起死胎、流产、早产及各种先天畸形，预后不良。

第三节　病毒性肝炎

一、甲型病毒性肝炎、戊型病毒性肝炎

（一）病原学

肝炎病毒甲型（RNA）、肝炎病毒戊型（RNA）。

（二）流行病学

进食过未煮熟的海产品或饮用污染水。

（1）传染源。患者、隐性感染者。

（2）传播途径。消化道。

（3）流行特征。甲型病毒性肝炎好发于儿童、青少年；戊型病毒性肝炎好发于老年人；得过甲型病毒性肝炎后可终身免疫，得戊型病毒性肝炎后免疫力不持久。

（三）致病机制

（1）甲型肝炎病毒、戊型肝炎病毒进入消化道后穿过肠道上皮，经短暂病毒血症，最后侵入靶器官肝进行复制，经胆道进入肠腔从粪便排出。

（2）主要是免疫介导，而非病毒直接作用。

（四）临床表现

可表现为急性肝炎（分急性黄疸性肝炎和急性无黄疸性肝炎）、急性淤胆型肝炎、急性/亚急性肝衰竭。

1.急性黄疸性肝炎

（1）黄疸前期

病毒血症症状（发热、乏力）及消化道症状（恶心、厌油、腹胀）、尿色加深、肝功能示转氨酶升高；急性戊型病毒性肝炎易造成淤胆且较重。

（2）黄疸期

热退及消化道症状缓解，但皮肤、巩膜出现黄染，肝大伴压痛、尿二胆（尿胆红素、尿胆原）阳性，肝功能示转氨酶、TBIL升高。急性戊型病毒性肝炎易造成淤胆且较重。

（3）恢复期

症状消失、黄疸消退、肝功恢复正常。

2.急性淤胆型肝炎

黄疸持续时间较长，黄疸指数较高，多有皮肤瘙痒及大便颜色变浅。但消化道症状轻。

3.急性/亚急性肝衰竭。

亚急性肝衰竭是指急性肝损害或慢性肝损害急性发作，并在发病2~26周内出现的肝衰竭综合征。

起病较急，急慢性肝损害在发病2~26周内出现肝衰竭综合征，临床表现如下。

（1）极度乏力，有明显的消化道症状（恶心、呕吐等）。

（2）黄疸迅速加深。

（3）出血倾向明显，血浆凝血酶原活动度（PTA）检查异常并且能够排除其他原因的出血。

（4）可伴有肝性脑病。

（五）辅助检查

（1）肝功能

①酶学：ALT、AST（肝细胞损伤指标）、ALP（淤胆性，儿童骨骼生长发育也可升高）、γ-GGT（淤胆性，与骨骼疾病无关）、CHE（肝脏储备功能）。

②胆红素：肝细胞坏死。

③白蛋白（肝脏合成功能）、球蛋白（体液免疫）。

（2）PT肝脏合成功能。

（3）血氨肝性脑病。

（4）尿胆红素和尿胆原。肝细胞性黄疸均阳性；溶血性黄疸尿胆原增加为主；梗阻性黄疸以尿胆红素增加为主。

（5）上腹部B超或CT。

（六）鉴别诊断

1.其他原因引起黄疸的鉴别

（1）溶血性黄疸

常用药物或感染等诱因，表现为贫血、腰痛、发热、血红蛋白尿、网织红细胞升高，黄疸大多为轻、中度，主要为IBIL升高为主，AT、AST正常或轻度升高，尿胆原弱阳性、尿胆红素阴性。

（2）阻塞性黄疸

常有皮肤瘙痒、大便颜色变浅等症状；以DBIL升高为主；ALT、AST正常或轻度升高，ALP、γ-GGT明显升高；影像学检查提示肝内外胆管扩张。常见病因有胆囊炎、胆石症、胰头癌、肝癌、胆管癌等。

2.其他原因引起肝炎的鉴别

（1）其他病毒所致肝炎

巨细胞病毒、EB病毒等多种非嗜肝病毒感染也可导致肝炎，甚至肝衰竭。应根据原发病的临床特点和病原学、血清学检查结果进行鉴别。

（2）感染中毒性肝炎

如肾综合征出血热、恙虫病、伤寒、钩端螺旋体病、阿米巴肝病、日本血吸虫病、华支睾吸虫病等。主要根据原发病的临床特点和实验室检查加以鉴别。

（3）药物性肝损伤

有使用肝损伤药物的历史，可与乙型病毒性肝炎、丙型病毒性肝炎同时存在。

（4）酒精性肝炎

有大量长期饮酒的历史，可与病毒性肝炎同时存在。

（5）自身免疫性肝病

主要有自身免疫性肝炎（AIH）、原发性胆汁性胆管炎（PBC）、原发性硬化性胆管炎（PSC）等，诊断主要依靠自身抗体的检测，肝炎病毒标志多阴性。

（6）肝豆状核变性

血清铜、铜蓝蛋白降低，眼角膜边缘可发现K–F环。

（7）妊娠急性脂肪肝

多发生于年轻的首次怀孕妇女妊娠后期，病初有急性上腹痛，虽有严重黄疸而尿胆红素阴性，早期出现急性肝衰竭，常并发急性出血性胰腺炎而血清淀粉酶升高、血糖降低、WBC升高，超声检查示脂肪肝，肝脏穿刺活检术示弥漫肝细胞脂肪变性。

（七）治疗

急性：甲型病毒性肝炎、戊型病毒性肝炎无有效的抗病毒疗法。

隔离期：黄疸出现后1周或起病之日起3周。

（1）护肝治疗。

（2）支持治疗。绝对卧床休息，保证充分的热量供给，减少进食蛋白质，补充高糖和维生素，必要时输白蛋白或血浆。

（八）预防

（1）甲型病毒性肝炎。甲型肝炎减毒活疫苗；接种人血丙种球蛋白0.02~0.05mL／kg。

（2）戊型病毒性肝炎。尚缺乏特异性免疫预防措施。

（九）预后

急性肝炎：多在3个月内临床康复，不转为慢性。急性甲型病毒性肝炎预后良好；妊娠后期合并戊型病毒性肝炎病死率10%～40%。

二、乙型病毒性肝炎、丁型病毒性肝炎

（一）病原学

肝炎病毒乙型（DNA）、肝炎病毒丁型（缺陷RNA病毒，其复制必须依赖于HBsAg存在）。

（二）流行病学

（1）传染源。患者、隐性感染者。

（2）传播途径。血液传播、性传播、垂直传播。

（3）流行特征。我国高发，男性多于女性，有家庭聚集现象。部分患者可发展为慢性肝炎、肝硬化、肝癌。

（三）致病机制

（1）针对乙型肝炎病毒（HBV）表面抗原的体液免疫应答参与清除循环中的病毒颗粒，与肝外病变有关。

（2）针对病毒表面、核心和多聚酶抗原的细胞免疫应答参与清除细胞内感染的病毒并导致感染细胞的破坏。

（3）重型肝炎（肝衰竭）。①CTL和Th细胞对大量HBV感染肝细胞引起强烈免疫应答，产生大片肝细胞坏死；②体液免疫亢进：早期产生大量HBsAb，与HBV结合形成免疫复合物，沉积于肝血窦内，引起微循环障碍；③继发细菌感染及肠源性内毒素吸收增多，刺激单核巨噬细胞产生TNF-α、IL-1等炎性因子，引起广泛肝细胞坏死。

（四）临床表现

1.急性肝炎

急性肝炎引起胃肠道症状和全身症状，严重时会出现黄疸等症状。

（1）胃肠道症状

急性肝炎多数会导致肠胃受到刺激，伴有恶心或者呕吐，呕吐为胃内容物，出现腹胀，进食后腹胀明显加重，还会伴有食欲不振或者厌油腻，导致吃饭后消化不良，存在上腹胀痛和不舒服，部分病例会出现肝区隐痛等。

（2）全身症状

急性肝炎可能会出现全身不良症状，比如低热或者乏力，还会伴有精神倦怠

或者全身乏力。

（3）黄疸

如果病情比较严重，会出现胆红素升高，患者会出现尿色深黄，呈浓茶色或者豆油色，还会出现巩膜和皮肤黄染，病情越重，皮肤黄疸颜色越深。如果合并肝内胆汁淤积，还会出现皮肤瘙痒、心动过缓、大便颜色变浅等梗阻性黄疸表现。

除此以外，也有可能会引起全身低热、恶心、呕吐等症状。如果患者发生急性肝炎，应该及时去医院治疗。患者应该绝对卧床休息，多吃新鲜蔬菜和水果，保证充分休息以及充足的睡眠，有助于急性肝炎快速康复，且要定期到医院复查。

2.慢性肝炎

病程≥6个月，反复出现乏力、食欲缺乏、厌油、肝大，伴有肝病面容、肝掌、蜘蛛痣。分轻度、中度、重度。

3.隐匿性慢性乙型病毒性肝炎

血清HBsAg阴性，但血清和肝组织中HBV DNA阳性，并有慢性乙型病毒性肝炎临床表现。

4.肝衰竭（重型肝炎）

最严重。"三高两低"，即高度乏力、明显消化道症状、高度黄疸，PTA低，肝脏进行性缩小。

（1）急性肝衰竭（急性重型肝炎）

无基础肝病史。

①常有诱因：劳累、嗜酒、妊娠、服用肝损伤药物、合并感染等；

②2周内出现极度乏力、严重消化道症状、黄疸迅速加深、肝浊音界缩小、出血倾向、PTA≤40%、中毒型鼓肠、腹水增多、肝臭、肝肾综合征、肝性脑病等。

（2）亚急性肝衰竭（亚急性重型肝炎）

无基础肝病史。

①2～26周出现极度乏力、食欲缺乏、频繁呕吐、腹胀、肝性脑病、黄疸≥10倍正常值或每日上升超过17.1μmol／L、PTA≤40%；

②分脑病型（先出现Ⅱ度以上肝性脑病）、腹水型（先出现腹水、胸腔积液等）。

81

（3）慢加急性／亚急性肝衰竭（慢性重型肝炎）

①临床表现类似急性／亚急性；

②发病基础：慢性携带、肝炎或肝硬化病史，或有慢性肝病体征如肝掌、蜘蛛痣、脾大、白球比值倒置等。

（4）慢性肝衰竭

①在肝硬化基础上出现；

②特点：腹水或门静脉高压、肝性脑病、TBIL升高和ALB下降、PTA≤40%。

5.淤胆型肝炎

急性淤胆型肝炎起病类似急性黄疸性肝炎，慢性淤胆型肝炎则否。但自觉症状较轻、皮肤巩膜黄染、皮肤瘙痒、粪便颜色浅、AKP及γ-GGT升高、黄疸以DBIL为主、少数发展为胆汁性肝硬化。

6.肝炎肝硬化

分代偿期（Child-Pugh A）、失代偿期（Child-Pugh B、C，患者可出现腹水、食管胃底静脉明显曲张或破裂出血）。

（五）辅助检查

（1）肝功能。①酶学：ALT、AST（肝细胞损伤指标）、ALP（淤胆性，儿童骨骼生长发育也可升高）、γ-GGT（淤胆性，与骨骼疾病无关）、CHE（肝脏储备功能）。②胆红素：肝细胞坏死。③白蛋白（肝脏合成功能）、球蛋白（体液免疫）。

（2）PT肝脏合成功能。

（3）血氨肝性脑病。

（4）血常规。大多正常。①若合并感染可出现WBC、N升高。②脾功能亢进（简称脾亢）：可有血细胞三系下降。

（5）尿胆红素和尿胆原。肝细胞性黄疸均阳性；溶血性黄疸以尿胆原为主；梗阻性黄疸以尿胆红素为主。

（6）上腹部B超或CT、胃镜。

（7）肝活检。了解肝脏炎症、纤维化程度；原位杂交和PCR了解病因及复制。

（8）瞬时弹性成像技术（TE）。

瞬时弹性成像技术（TE）临床应用专家共识（2015版）。ALT及TBIL均正常：肝脏硬度值（LSM）<5kPa，不需抗病毒治疗；LSM>9.0kPa，为抗病毒治疗指征；LSM在6.0～9.0kPa（ALT升高时，LSM7.0～12.0kPa）者肝组织活检；LSM<11.0kPa排除肝硬化；LSM>14.0kPa诊断肝硬化。

（六）治疗

隔离期：急性期隔离至HBsAg阴转，恢复期仍不阴转者按病原携带者处理，不能献血。

1.抗病毒

急性乙型病毒性肝炎不需抗病毒。

（1）慢性乙型病毒性肝炎适应证：

①HBV DNA≥10^5拷贝/mL（HBeAg阴性者为≥10^4拷贝/mL）；

②ALT≥2×ULN；如用干扰素治疗，ALT应≤10×ULN，血TBIL≤2×ULN；

③如ALT<2×ULN，但肝组织学显示Knodell HAI≥4，或G≥2炎症坏死。

（2）慢性乙型病毒性肝炎HBeAg阳性治疗

①总原则：对初治患者优先推荐选用恩替卡韦（ETV）、替诺福韦（TDF）或聚乙二醇化干扰素（PegIFN）；已开始服用拉米夫定（LAM）或替比夫定（LdT）的患者；如果治疗24周HBV DNA>300拷贝/mL，改用TDF或加用阿德福韦酯（ADV）治疗；已开始服用ADV的患者，如果治疗24周后病毒定量较基线下降<2 log10 IU/mL，改用ETV或TDF。

②IFNa和PegIFNα治疗：推荐疗程为1年；如果24周HBsAg>1500IU/mL，继续治疗至48周；若经过24周治疗HBsAg仍>20000IU/mL，建议停止PegIFNα治疗，改用核苷类药物（NAs）治疗。

③NAs治疗：总疗程建议至少4年，在达到HBV DNA低于检测下限、ALT复常、HBeAg血清学转换后，再巩固治疗至少3年（每隔6个月复查1次）仍保持不变者，可考虑停药，但延长疗程可减少复发。

（3）慢性乙型病毒性肝炎HBeAg阴性治疗。

①总原则：同HBeAg阳性治疗选择。

②IFNa和PegIFNα治疗：推荐疗程为1年；12周治疗后HBsAg未下降且HBV DNA较基线下降<2 log10 IU/mL，应考虑停止PegIFNα治疗，改用NAs治疗。

83

③NAs治疗：建议达到HBsAg消失且HBV DNA检测不到，再巩固治疗1年半（经过至少3次复查，每次间隔6个月）仍保持不变时，可考虑停药。

（4）NAs耐药挽救治疗推荐：乙型病毒性肝炎耐药检测需HBV DNA（+）。

（5）代偿期和失代偿期乙型病毒性肝炎肝硬化

①初治患者优先推荐选用ETV或TDF（A1），推荐终生服药。

②IFNa有导致肝功能衰竭等并发症的可能，因此禁用于失代偿期肝硬化，对于代偿期肝硬化也应慎用。

（6）HBV携带者的随访

①慢性HBV携带者：每3～6个月进行血常规、生物化学、病毒学、AFP、B超和无创肝纤维化等检查。

②非活动性HBsAg携带者：每6个月进行血常规、生物化学、病毒学、AFP、B超和无创肝纤维化等检查。

（7）乙型病毒性肝炎治疗结束后的患者随访

①停药后3个月内应每月检测1次肝功能、HBV血清学标志物及HBV DNA。

②之后每3个月检测1次肝功能、HBV血清学标志物及HBV DNA，至少随访1年时间。

③此后：对于ALT正常且HBV DNA低于检测下限者，建议每年进行一次HBV DNA、AFP、肝功能以及肝脏影像学检查；对于ALT正常但HBV DNA阳性者，建议每6个月进行一次HBV DNA、AFP、肝功能以及肝脏影像学检查。对于肝硬化患者，应每3个月检测AFP及肝脏超声影像。

2.保肝治疗

保肝治疗通常是针对肝功能损伤的患者，所进行的一系列治疗，以保护肝细胞、阻止肝细胞进一步坏死、促进肝细胞再生、恢复肝功能等为目的。目前临床上常用的保肝治疗，主要有非药物保肝治疗和药物保肝治疗。

（1）非药物保肝治疗

患者应避免熬夜、保证充足睡眠，因为睡眠时机体各部位对血液的需求量减少，肝脏负荷减小，部分血液可回归肝脏起到保肝作用。患者应调整饮食，多吃鸡肉、牛肉等食物，避免油腻、高蛋白的食物，以此来减轻肝脏负担，促进肝功能恢复。患者平时还应保持轻松愉快的心情，肝脏内分布丰富的交感神经，气恼、忧愁等不良情绪可能会造成肝细胞缺血，进而影响肝细胞的修复和再生。

（2）药物保肝治疗

轻度肝功能损伤或肝功能不全时，患者可以在医生指导下，服用护肝片、葡醛内酯片等药物进行保肝治疗。若因肝硬化、病毒性肝炎等肝脏疾病导致重度肝功能损伤，建议患者在医生指导下，服用多烯磷脂酰胆碱胶囊、熊去氧胆酸片等药物进行保肝治疗。若合并血清总胆红素升高，可在医生指导下输注复方甘草酸苷注射液、注射用还原型谷胱甘肽等药物进行保肝治疗。

3.抗感染

（1）胆系感染：革兰阴性菌。

（2）自发性腹膜炎：革兰阴性菌和厌氧菌（可加甲硝唑或替硝唑）。

（3）肺部感染：院内感染以革兰阴性菌常见；社区感染以革兰阳性菌常见。

抗生素选择：第三代头孢菌素类、酶抑制剂复合制剂、氟喹诺酮类、碳青霉烯类。警惕二重感染及结核感染（口腔及粪便菌群调查）。

4.支持治疗

绝对卧床休息，减少进食蛋白质，补充高糖和维生素，必要时输白蛋白或血浆。保持肠道通畅。

5.人工肝

尽量在控制感染后，人工肝就像一把双刃剑。

（1）适应证

①重型病毒性肝炎：包括急性、亚急性重型和慢性重型，原则上以早、中期为好，PTA在20%～40%，PLT>50×10^9/L者为宜，在能开展肝移植的单位，晚期肝衰竭和PTA<20%者也可进行治疗，但并发症多见，应慎重；

②其他原因引起的肝功能衰竭（包括药物、毒物、手术、创伤等）；

③晚期肝病肝移植围手术期治疗；

④各种原因引起的高胆红素血症（肝内胆汁淤积、术后高胆红素血症等），内科治疗较差或无效者；

⑤各种重型肝炎伴有水、电解质、酸碱平衡紊乱，脑水肿，肝性脑病，内毒素血症，肝肾综合征等，内科治疗较差或无效时；

⑥其他临床医师认为适合于人工肝支持系统治疗的疾病。

（2）禁忌证

①有较重的活动性出血或处于弥散性血管内凝血（DIC）状态；

②有严重低血压或休克、心脑血管意外所致的梗死非稳定期、血管外溶血；

③有严重全身感染者；

④疾病晚期，出现难以逆转的呼吸衰竭、重度脑水肿伴有脑疝等濒危症状者；

⑤对治疗过程中所用药品如血浆、肝素、血精蛋白等高度过敏者，应慎用；

⑥其他临床医师认为不能耐受治疗的患者。

（3）注意事项

①人工肝在进展期效果，在平台期效果差，可尽早行肝移植；

②深静脉穿刺处渗血浆时，可予以绷带敷压+输新鲜冰冻血浆。

6.激素、球蛋白

使用有争议。在急性肝衰竭早期、肝界明显缩小、无明显腹水及感染、肝脏炎症明显（表现为极高的ALT或AST）时短期使用可能获益。

（1）急性肝衰竭早期出现急性消化道症状：GS／NS 100mL+甲强龙80mg（3d）、60mg（2d）、40mg（2d）；或GS 100mL+甲强龙60mg（3d）、40mg（2d）；必要时可加用免疫球蛋白增强免疫力及氟康唑／伏立康唑预防真菌感染。

（2）在用甲强龙期间尽量不做人工肝，防止感染。

（3）可预防真菌感染：氟康唑／伏立康唑。

（4）在用激素前尽量排除结核，若治疗过程中出现肺部变化，优先考虑真菌，因为真菌病情变化更快；若重型肝炎肝功能检查示球蛋白低，可静脉注射人免疫球蛋白注射液。

7.肝移植

目前已成为治疗终末期肝病的常规手术。

8.胚胎干细胞移植

具有广阔的应用前景，不久的将来一定会应用于临床。

9.中药辅助治疗

可请中医科协助诊治。

（七）并发症治疗

1.消化道出血

问诊时尤需注意有此并发症，表现为腹泻（血黑便）。保持2条以上的静脉通路，维持血流动力学稳定及使Hb维持在60g／L以上。

（1）急查血常规、暂禁食：视情况配血浆、去白悬浮红细胞。

（2）NS（GS）50mL+奥美拉唑40mg微泵q8h。

（3）降门脉压：NS（GS）50mL（250mL）+奥曲肽0.3mg微泵q8h（相当于37.5μg／min）／q6h（相当于50μg／min）；NS 250mL+生长抑素3mg微泵q8h；若仍不能止血，必要时用特利加压素首剂2mg iv，之后1mg q4～6h。

（4）GS 250mL+维生素C 3g+酚磺乙胺注射液3g，各种出血均可。

（5）NS 100mL（冰）+去甲肾上腺素8mg po tid。

（6）磷酸铝1袋+云南白药0.5g tid。

（7）注射用巴曲酶（巴曲亭）1支ql2h iv。

（8）食管静脉曲张套扎术或组织胶浆止血（需注意风险，尤其合用硬化剂注射治疗）。

（9）经颈静脉肝门体分流术（TIPS）。

2.肝性脑病

问诊时尤需注意有此并发症：扑翼样震颤（注意脑水肿、脑疝）、定向力及计算力下降、性格改变。

（1）20%甘露醇125mL q8h／q6h，第一件事注意血压，若情况紧急可用250mL q4h；或甘油果糖250mL q8h。

（2）GS 250mL+谷氨酸钠60mL qd，输液快易出现呕吐等，肾功能不全禁用。

（3）GS 250mL+精氨酸40mL qd，肾功能不全禁用。

（4）GS 250mL+门冬氨酸鸟氨酸59 qd，注意肾损伤慎用，肌酐>3mg／100mL禁用。

（5）灌肠：NS 200mL+白醋40mL（自备）bid；NS l50mL+乳果糖40mL+白醋40mL（自备）bid；甘油灌肠剂100mL bid。

（6）镇静：注射用丁溴东莨菪碱20mg im（对酒精性效果更好）；苯巴比妥钠注射液0.1g im；氟哌啶醇针5mg im；地西泮原则上禁用，躁狂时在利大于弊的情况下可用地西泮5mg／10mg im。

（7）GS 250mL+醒脑静20mL qd。

（8）在病情早期若有条件需尽早行头颅CT排除脑血管意外。

3.自发性腹膜炎

重型肝炎患者若出现打嗝，考虑内毒素引起。

（1）腹水检查：常规检查、生化、细菌涂片+培养、脱落细胞学、乳糜试验、结核。

（2）若有乳糜样水放腹水效果差，可查乳糜试验。

（3）治疗效果差需注意结核（T-SPOT、腹水淋巴细胞百分比、血腺苷脱氨酶测定）及肿瘤。

（4）自发性腹膜炎引起腹胀：注射用胸腺法新（迈普新／胸腺素）1.6mg皮下注射biw；GS 500mL+乌司他丁10万U ivgtt qd；但在重型肝炎急性期禁用；若血免疫球蛋白低，可静脉注射人免疫球蛋白注射液2.5g（50mL）。

（5）呋塞米：螺内酯＝1：2.5；注射用托拉塞米iv。

（6）脓性胸腹水：先NS 1000／2000mL腹腔灌洗，再用NS 10mL+注射用亚胺培南西司他丁钠（泰能）／注射用头孢哌酮钠舒巴坦钠（舒普深）。

（7）抗感染：左氧氟沙星、注射用美罗培南（美平）、第三代头孢菌素类、泰能[腹水多形核细胞（PMN）>250／mm^3，或PMN<250／mm^3，但有感染症状或体征如体温>37.3℃、腹部压痛／反跳痛、腹肌紧张等应接受经验性抗感染]。

4.肝肾综合征

问诊时尤需注意是否有此并发症。

（1）人血白蛋白50mL bid上下午。

（2）NS 50mL+特利加压素1mg q12h／q8h微泵；或NS 10mL+特利加压素1mg q12h／q8h iv。

5.肝源性糖尿病

（1）机制

①外周组织胰岛素受体数目减少、生理作用下降及肝病患者血浆胰高血糖素、生长激素及游离脂肪酸等胰岛素拮抗物质水平由于肝脏对其灭活减少而升高，从而产生外周组织的胰岛素抵抗；

②胰岛素抵抗促使胰岛细胞不断增加胰岛素分泌，可导致糖耐量减退，甚至胰岛功能衰竭。

（2）治疗

禁用口服降糖药，尽早用胰岛素。

6.肝性脊髓病（门—腔分流性脊髓病）

（1）指多种肝病引起的颈髓以下脊髓脱髓鞘病变，呈肢体缓慢进行性对称性痉挛性瘫痪，一般无感觉及括约肌功能障碍，多见于肝硬化伴门脉分流或反复肝性脑病患者。

（2）临床表现。双下肢先后出现沉重感，走路自感费力，双下肢肌肉发抖，活动不灵活，逐渐发展成双侧对称痉挛性截瘫，行走呈痉挛步态、剪刀步态。

（3）治疗。①积极治疗原发病及降血氨治疗；②予以大剂量维生素C、甲钴胺、前列地尔、丹参酮促进神经功能恢复。

7.肝肺综合征

以肝病、低氧血症、肺内血管扩张为三大主征的综合征。

（1）诊断。①慢性肝脏疾病；②$PaO_2<70mmHg$或肺泡气—动脉氧压力梯度$>15mmHg$；③影像学证实有肺内血管扩张。

（2）临床表现：进行性呼吸困难（运动或站立位加重，平卧缓解）、杵状指、发绀。

（3）治疗：氧疗、前列地尔、降门脉压、肝移植。

8.肝性胸腔积液

（1）机制

①低蛋白血症致血浆胶体渗透压降低；

②奇静脉侧支循环建立后压力增高引起血浆外漏；

③胸腔内淋巴管破裂；

④淋巴网吸收：横膈两侧淋巴网发达，吸收腹水并转移至胸膜腔积聚。右侧胸液发生率大大高于左侧，这是由于右侧横膈淋巴网比左侧发达之故；

⑤当腹腔内压力大于胸腔内压力时，膈肌腱索变薄，形成小泡，小泡破裂，腹水直接漏入；腹水也可通过横膈孔直接进入胸腔内。

（2）治疗

①普萘洛尔片10mg qd，逐日增加10mg至静息心率为基础心率3／4或不低于55次／分；

②50％GS 20mL注入胸腔。

9.肝硬化合并咯血

（1）肺部感染等并发症因凝血功能差易出现。

（2）NS／GS 500mL+垂体后叶素12～18U微泵5mL／h；NS／GS 500mL+硝酸甘油5mg微泵5mL／h。

（3）酚磺乙胺、注射用巴曲酶（巴曲亭）。

（4）请呼吸科、介入科协助诊治。

（八）预防

1.HBsAg阳性母亲

婴儿出生后24h内尽早（最好在出生后12h）注射乙型肝炎免疫球蛋白（HBIG），剂量应≥100 IU，同时在不同部位接种10μg重组酵母乙型肝炎疫苗，在1个月、6个月时接种第2和第3针。

2.意外暴露后预防

应立即检测HBV DNA、HBsAg、抗-HBs、HBeAg、抗-HBe、抗-HBc和肝功能，酌情在3个月和6个月内复查；已接种过乙型肝炎疫苗，且已知抗-HBs阳性者，可不进行特殊处理；未接种过乙型肝炎疫苗，或虽接种过乙型肝炎疫苗，但抗-HBs<10 mIU／L或抗-HBs水平不详者，应立即注射HBIG 200～400IU，并同时在不同部位接种1针乙型肝炎疫苗（20μg），于1个月和6个月后分别接种第2和第3针乙型肝炎疫苗。

3.对免疫功能低下或无应答者

应增加疫苗的接种剂量（如60μg）和针次；对3针免疫程序无应答者可再接种1针60μg或3针20μg乙型肝炎疫苗，并于第2次接种乙型肝炎疫苗后1～2个月检测血清中抗-HBs，如仍无应答，可再接种1针60μg重组酵母乙型肝炎疫苗。

（九）预后

（1）急性肝炎。多在3个月内临床康复。急性乙型病毒性肝炎有5%～10%转为慢性或病毒携带；急性丙型病毒性肝炎60%～85%转为慢性或病毒携带；急性丁型病毒性肝炎重叠HBV感染时约70%转为慢性。

（2）慢性肝炎。重度慢性肝炎80%患者5年内发展成肝硬化，少部分转为肝细胞肝癌（HCC）。

（3）重型肝炎。病死率50%～70%，一旦存活远期预后较好。

（4）淤胆型肝炎。急性预后好，慢性预后较差，容易发展为胆汁性肝硬化。

（5）肝炎肝硬化。静止性肝硬化可较长时间维持，活动性肝硬化预后不良。

（十）乙型病毒性肝炎特殊人群

1.HBV相关失代偿期肝硬化患者

（1）只要HBV DNA（+）就应进行抗病毒治疗；部分专家建议失代偿期肝硬化只要HBsAg（+）即可酌情考虑抗病毒治疗，因为不能完全排除体内仍残存HBV，为安全可用高敏法检测再定。

（2）应优先选择强效低耐药的ETV／TDF单药治疗；也可考虑选择初始联合LAM+ADV的方案，但须密切监测患者肾功能等情况；不建议首选LAM、LdT与ADV等单药用于失代偿期肝硬化患者抗病毒治疗。不建议失代偿期肝硬化患者应用IFN进行抗病毒治疗。

2.HBV相关肝衰竭患者

（1）早、中期。急性或亚急性HBV相关肝衰竭，只要HBV DNA阳性或HBsAg阳性即可考虑抗病毒治疗，治疗持续至HBsAg血清学转换；慢加急性／亚急性HBV相关肝衰竭，只要HBV DNA阳性即可考虑抗病毒治疗。

（2）晚期。往往需要进行肝脏移植，只要HBsAg或HBV DNA阳性就应进行抗病毒治疗。

3.HBV相关肝移植患者

（1）可采用ETV、TDF、TDF／恩曲他滨（FTC）、LAM或ADV联合HBIG预防HBV再感染。

（2）HBsAg阴性患者在接受抗-HBc阳性的个体供肝时，也应接受长期HBIG和NAs预防治疗。

4.肝细胞癌患者

（1）只要HBV DNA可检测到，均应采用抗病毒治疗。

（2）HBsAg阳性的肝细胞癌患者，即使HBV DNA阴性，在接受肝动脉化疗栓塞术、全身化疗等免疫抑制治疗后可出现HBV再激活，在治疗前应给予NAs预防HBV再激活。

（3）建议优先选择ETV或TDF，也可酌情选择LAM、LdT、ADV以及IFN α

抗病毒治疗。

5.老年慢性乙型病毒性肝炎患者（年龄≥60岁）

（1）应综合评估患者的治疗意愿、治疗风险以及治疗获益情况。

（2）高黄疸、淤胆型肝炎多见，需与梗阻性黄疸相鉴别。

（3）易出现重型肝炎。

6.儿童患者

（1）起病急，消化道症状重，但病程短、恢复快。

（2）在与家长进行充分沟通并知情同意的情况下，酌情选用IFNα（2~17岁）、LAM（3个月~17岁）、TDF（12~17岁）、ETV（5~17岁）、ADV（12~17岁）与FTC（0~17岁）进行抗病毒治疗。

7.妊娠与哺乳患者

（1）应尽可能在妊娠前完成抗病毒治疗

妊娠前6个月完成。

（2）抗病毒治疗期间意外妊娠

①IFN对胎儿发育有明确致畸作用。

②LAM、LdT、FTC与TDF对于妊娠期患者的安全性良好，若采用ADV与ETV抗病毒治疗的患者需换用安全药。

（3）妊娠期间肝炎发作

①ALT轻度升高的妊娠患者可密切观察或暂给予保肝对症治疗。

②肝脏病变较重的妊娠期患者，在与患者充分协商并签署知情同意后，可考虑应用抗病毒治疗。

③可发生于妊娠各期，易致流产、早产和死胎，但妊娠晚期多见重型肝炎。

④不宜人工终止妊娠，以免引起大出血和肝性昏迷；自然分娩时也应积极防治产后大出血和肝性脑病。

（4）HBV感染的母婴传播阻断

①免疫耐受期妊娠患者血清HBV DNA高载量是母婴传播的高危因素之一。

②妊娠第24~28周HBV DNA载量>2×10^6 IU／mL，分娩后4周~4个月停止NAs治疗。

（5）男性抗病毒治疗患者的生育问题

①应用IFNα治疗的男性患者，应在停药后6个月方可考虑生育。

②现有证据均未提示NAs治疗对胎儿的不良影响。

（6）NAs可经乳汁分泌

服用NAs的产妇暂不推荐母乳喂养。

三、丙型病毒性肝炎

（一）病原学

肝炎病毒丙型（RNA）。

（二）流行病学

（1）传染源。患者、隐性感染者。

（2）传播途径。血液传播、性传播、垂直传播。

（3）流行特征。部分患者可发展为慢性肝炎、肝硬化、肝癌。

（三）致病机制

（1）急性感染致肝损伤可能是丙肝病毒（HCV）直接致病。

（2）慢性感染致肝损伤机制尚不清楚。

（四）临床表现

（1）急性肝炎。

（2）慢性肝炎。病程≥6个月，慢性丙型病毒性肝炎患者常无明显症状，深度黄疸少见。分轻度、中度、重度。

（3）肝炎肝硬化。分代偿期（Child-Pugh A）、失代偿期（Child-Pugh B、C，患者可出现腹水、食管胃底静脉明显曲张或破裂出血）。

（五）辅助检查

（1）肝功能。①酶学：ALT、AST（肝细胞损伤指标）、ALP（淤胆性，儿童骨骼生长发育也可升高）、γ-GGT（淤胆性，与骨骼疾病无关）、CHE（肝脏储备功能）。②胆红素：肝细胞坏死。③白蛋白（肝脏合成功能）、球蛋白（体液免疫）。

（2）PT肝脏合成功能。

（3）血氨肝性脑病。

（4）HCV检测。①抗-HCV：现症感染／既往感染。②HCV RNA：活动性复制。③HCV基因型：目前通常分为6种。

（5）肝活检。了解肝脏炎症、纤维化程度；原位杂交和PCR了解病因及复制。

（6）血常规。脾功能亢进：可有红细胞、白细胞、血小板减少。

（7）尿胆红素和尿胆原。肝细胞性黄疸均阳性；溶血性黄疸以尿胆原为主；梗阻性黄疸以尿胆红素为主。

（8）上腹部B超或CT。

（9）瞬时弹性成像技术（TE）。

（六）治疗

治疗前一定要检测基因型、HCV RNA阳性。

隔离期：急性期隔离至病情稳定，ALT恢复正常，不能献血。

1.急性丙型病毒性肝炎

普通干扰素（300万U qod皮下）+利巴韦林（800～1200mg／d）24周。

2.DAA初治及经治CHC患者

（1）基因1型初治或者PR方案治疗失败的患者

①PegIFN+RBV+西美瑞韦（150mh 1次／d）12周，之后对于初治和既往复发的患者再单独应用PegIFN+RBV治疗12周（总疗程24周）；对于既往部分应答或无应答者应治疗另36周（总疗程48周）。

②PegIFN+RBV+索非布韦12周。

③索非布韦+雷迪帕韦（12周），如是肝硬化加RBV，如RBV禁忌或不耐受疗程需24周。

④帕利瑞韦／利托那韦、奥比他韦、达塞布韦。

⑤索非布韦+西美瑞韦（12周），如是肝硬化疗程需24周。

⑥索非布韦+达拉他韦（12周），如是肝硬化加RBV，如RBV禁忌或不耐受疗程需24周。

⑦达拉他韦+阿舒瑞韦24周。

（2）基因2型初治或者PR方案治疗失败的患者

①索非布韦+RBV（12周），肝硬化需延长至16～20周。

②肝硬化或PR方案经治：可用PegIFN+RBV+索非布韦12周，或者索非布韦+达拉他韦（12周）。

（3）基因3型初治或者PR方案治疗失败的患者

①PegIFN+RBV+索非布韦12周；

②RBV+索非布韦24周，而肝硬化不用；

③索非布韦+达拉他韦（12周），如是肝硬化加RBV疗程需24周。

（4）基因5/6型初治或者PR方案治疗失败的患者

①PegIFN+RBV+索非布韦12周；

②索非布韦+雷迪帕韦（12周）；

③索非布韦+达拉他韦（12周），如是肝硬化加RBV，若RBV禁忌的疗程需24周。

（七）丙型病毒性肝炎特殊人群

1.儿童

（1）使用IFN需年龄2岁以上。

（2）DAA尚无儿童用药指征。

2.肾损伤

（1）需评估风险，肾衰竭等待肾移植的患者应该尽早抗病毒治疗。

（2）首选的是无IFN和RBV的DAA治疗。①GRF>60mL/min，DAA无须调整剂量。②GRF<30mL/min，不能用DAA。

（3）也可以选用PR方案 GRF为20～40mL/min，IFN和RBV应调整剂量。

3.肝移植

（1）一旦出现HCV RNA阳性，应该及时抗病毒治疗。

（2）首选无IFN的DAA联合治疗方案，肝移植超过3个月的患者也可以应用PR方案的治疗方案。

（3）肝移植前至少30天应该开始抗病毒治疗，防止移植后HCV再感染。索非布韦+RBV（基因2型）、索非布韦+雷迪帕韦（基因1、4、5、6型）或索非布韦+达拉他韦+RBV（所有基因型）。

（4）肝移植后复发或再感染的患者，首选索非布韦+RBV或索非布韦+雷迪帕韦或索非布韦+达拉他韦+RBV，疗程12周。肝移植超过3个月的患者也可以PegIFN+RBV，疗程24～48周或PegIFN+RBV+索非布韦12周。

4.肝硬化

（1）代偿期肝硬化。索非布韦/达拉他韦（全部基因型）或索非布韦+雷迪帕韦（基因1、4～6型）治疗12～24周。

（2）失代偿期肝硬化，首选治疗是尽早进行肝移植，选择无IFN和无RBV的治疗方案，所有基因型可以采用索非布韦+达拉他韦24周。选择索非布韦+雷迪帕韦，基因1、4～6型，24周；基因2、3型，疗程16～20周。IFN为基础的治疗是禁忌，帕利瑞韦、奥比他韦、达塞布韦复合制剂及帕利瑞韦、奥比他韦复合制剂对失代偿期肝硬化禁忌，其他DAA均不需要调整剂量。

5.静脉注射毒品感染

必须戒毒；首选无IFN方案的DAA。

6.血友病／珠蛋白生成障碍性贫血等血液疾病

（1）血友病 与不合并血友病的患者方案相同。

（2）珠蛋白生成障碍性贫血、镰刀细胞贫血等 建议选用无IFN和无RBV的DAA联合治疗方案，必须选用RBV治疗时，注意监测血常规等，必要时予以输血治疗。

7.精神疾病

予以无IFN的DAA抗HCV治疗。要注意抗精神药和抗HCV药物间的相互作用。

8.合并HBV

见乙型病毒性肝炎。

9.合并HIV

与单纯HCV感染的PR方案治疗方案相同。

（1）若HIV不活动而HCV活动。①所有基因型均可以采用索非布韦+达拉他韦。②针对基因2、3型，也可考虑予以索非布韦+RBV。③基因1型：索非布韦+达拉他韦，也可考虑予以雷迪帕韦／索非布韦治疗及索非布韦+西美瑞韦。

（2）合并急性HCV 予以PR方案治疗24周。

（3）若HIV活动且HCV活动。①所有基因型均可以采用索非布韦+达拉他韦12周。②基因1型：雷迪帕韦／索非布韦+RBV 12周治疗，若存在RBV禁忌或代偿期肝硬化患者可予以雷迪帕韦／索非布韦。

10.急性HCV感染

单用PegIFN 12周。

第五章　细菌性疾病及其治疗

第一节　沙门菌感染

一、伤寒

（一）病原学

G—杆菌、伤寒沙门菌。

（二）流行病学

有不洁饮食史，或与伤寒患者接触史。

（1）传染源。患者和携带者。

（2）传播途径。消化道。

（3）流行特征。好发于夏秋季，伤寒耐药菌株有所增加。

（三）致病机制

伤寒杆菌经消化道进入小肠，侵入肠黏膜后被单核—吞噬细胞吞噬、增殖后：一部分经淋巴管进入回肠集合淋巴结和肠系膜淋巴结不断增殖；一部分经胸导管进入血流后进入肝脾、胆囊、肾、骨髓及回肠淋巴结，在吞噬细胞内大量增殖后，再次入血，释放毒素，引起临床症状。

（四）临床表现

1.典型伤寒

（1）初期。发热呈梯形上升、畏寒，但无寒战和出汗。

（2）极期。高热、神经系统症状（表情淡漠、反应迟钝）、相对缓脉、肝脾大、消化系统症状（苔厚腻、腹胀、便秘或腹泻）、玫瑰疹（病程7～13天，胸腹部）。

（3）缓解期。好转，有发生肠出血、肠穿孔风险。

（4）恢复期。食欲好转。

2.临床类型

（1）普通型。同典型伤寒。

（2）轻型。中热，毒血症状轻，病程短。

（3）迁延型。起病同普通型，但发热持续不退。常见于合并有慢性乙型病毒性肝炎、胆道结石或慢性血吸虫病等患者。

（4）逍遥型。毒血症状轻，部分应突发肠出血或肠穿孔就医。

（5）爆发型。起病急，毒血症状重，有畏寒、高热、腹痛、腹泻、中毒性脑病、心肌炎、肝炎、休克，常有显著皮疹，可并发弥散性血管内凝血（DIC）。

3.小儿伤寒

年龄越小，症状越不典型。急性起病，有持续发热、消化道症状（食欲缺乏、腹胀、腹痛、便秘）、神经系统症状（表情淡漠、嗜睡、烦躁）、舌苔厚、肝脾大。

4.老年伤寒

体温多不高，症状不典型，虚弱，易并发支气管肺炎和心功能不全，病程迁延。

5.复发与再燃

与胆囊或单核吞噬细胞中潜伏病菌大量繁殖有关。

（1）复发。患者热退后1～3周，再次出现发热，临床表现与初次发作相似，血培养阳性。

（2）再燃。病程中体温逐渐下降但未至正常时又再度升高，血培养阳性。

（五）辅助检查

（1）WBC不高。[（3～5）×10g／L]，N、E下降。

（2）血、骨髓、粪便培养。血和骨髓培养阳性为确诊依据。

（3）肥达试验。伤寒杆菌凝集价H≥1∶160，O≥1∶80。

（六）鉴别诊断

（1）细菌性痢疾。细菌性痢疾患者以左下腹痛为主，伴里急后重、解黏液脓血便，WBC升高，大便培养出痢疾杆菌。

（2）疟疾。患者寒战明显，体温每日波动大，热退伴大汗，多伴贫血，外周血或骨髓中可找到疟原虫。

（3）革兰阴性杆菌败血症。多有原发感染病灶存在，寒战明显，弛张热多见，常伴皮肤瘀点、瘀斑，血培养可检出相应病原菌。

（4）血行播散性结核病。常有结核病史或接触史，发热不规律，伴盗汗，结核菌素试验阳性，胸部X线可有粟粒样病灶。

（七）治疗

隔离期：隔离患者直至症状消失后每隔5～7天大便培养连续两次阴性。

饮食：应以流质、细软、无渣饮食；禁吃坚硬多渣食物，以免发生肠出血和肠穿孔；忌食豆、奶制品。

（1）抗感染。疗程14天（或体温正常后再继续用药5～7天）。①左氧氟沙星／莫西沙星0.4g qd ivgtt。②莫西沙星0.4g qd（注意Q-T间期；癫痫禁用；严重肝损伤慎用）。③头孢曲松钠（头孢曲松）2g／4g qd，用于孕妇、儿童和哺乳期妇女及耐氟喹诺酮。④GS／NS 100mL+美罗培南1g q8h ivgtt。

（2）糖皮质激素。一般不推荐使用，除非毒血症状明显，以免出现肠出血和肠穿孔。

（3）对症、支持治疗。

（八）并发症治疗

1.肠出血（病程2～3周）

（1）绝对卧床休息，暂时禁食；密切观察血压和大便出血量。

（2）若烦躁不安，可予地西泮或苯巴比妥钠注射液镇静。

（3）止血，必要时输血，维持水电解质和酸碱平衡。

（4）内科治疗无效时，可考虑动脉栓塞或手术治疗。

2.肠穿孔（最严重）

（1）禁食、胃肠减压。

（2）及时手术治疗，同时加用足量有效抗菌药物控制腹膜炎，警惕感染性休克。

3.中毒性心肌炎

（1）严格卧床，营养心肌：环磷腺苷20～40mg im bid。

（2）如果出现心力衰竭，予以毛花苷C和利尿药直至症状消失。

4.溶血性尿毒综合征（病程1~3周，进行性贫血、黄疸加深，接着出现少尿、无尿，严重者出现急性肾功能衰竭）

（1）输血、碱化尿液。

（2）应用肾上腺皮质激素。

（3）双嘧达莫2片tid。

（4）必要时行血液透析。

（九）预防

伤寒、副伤寒甲、乙三联混合灭活菌体疫苗。

（十）预后

大多预后良好，及时诊治后病死率1%~5%，但近年来耐药菌株所致感染及免疫功能缺陷者病死率有增加趋势。

二、副伤寒

（一）病原学

G—杆菌、副伤寒甲、乙、丙。

（二）流行病学

（1）传染源患者和携带者。

（2）传播途径 消化道。

（三）致病机制

同伤寒。

（四）临床表现

（1）潜伏期。胃肠炎症状（腹痛、腹泻、呕吐）。

（2）副伤寒甲、乙。发热、头痛、全身不适常见，肠道并发症少。

（3）副伤寒丙。主要表现急性胃肠炎型和败血症型，并发症多且顽固（肺部感染、骨及关节局限性脓肿、化脓性脑膜炎、心内膜炎、肾盂肾炎、肝脓肿等）。

（五）辅助检查

（1）WBC不高。[（3~5）×10g／L]，N、E下降。

（2）血、骨髓、粪便培养。

（3）肥达试验。副伤寒凝集价A≥1∶80，B≥1∶80，C≥1∶80。

（六）治疗

隔离期：隔离患者直至症状消失后每隔5～7天大便培养连续两次阴性。

（1）抗感染疗程14天（或体温正常后再继续用药5～7天）。①左氧氟沙星／莫西沙星0.4g qd ivgtt。②莫西沙星0.4g qd（注意Q–T间期；癫痫禁用；严重肝损伤慎用）。③头孢曲松钠（罗氏芬）2g／4g qd，用于孕妇、儿童和哺乳期妇女及耐氟喹诺酮。④GS／NS 100mL+美罗培南1g q8h ivgtt，用于孕妇、儿童和哺乳期妇女及耐氟喹诺酮。

（2）糖皮质激素一般不推荐使用，除非毒血症状明显。

（3）宜用流质饮食或细软无渣饮食，忌食豆、奶制品。

第二节 感染性腹泻

一、病原学
细菌、病毒、真菌、寄生虫。

二、流行病学
（1）传染源。患者、隐性感染者、携带者、可排出病原体的各类动物。

（2）传播途径。呼吸道、接触、消化道。

（3）流行特征。好发于夏秋季。

三、致病机制
胃肠道天然防御屏障：胃酸、正常菌群、胆盐、肠道分泌IgA及淋巴组织。

（1）病毒性腹泻。病毒侵入肠上皮细胞，引起吸收功能障碍；产生肠毒素刺激肠黏膜细胞分泌水和电解质；肠黏膜上皮细胞乳糖酶等消化酶活性减弱，使得小肠消化吸收减弱。

（2）细菌性腹泻。内毒素引起肠道炎性损害和全身中毒症状；外毒素引起分泌性腹泻。

（3）真菌性腹泻。如假丝酵母菌的芽管和菌丝插入肠黏膜上皮细胞膜，代谢产物抑制免疫细胞的趋化，还可产生酯酶等有毒物质引起肠损害。

四、临床表现

潜伏期短，超过3天发病的病例可基本排除食物中毒。

腹泻（分泌性腹泻主要由病毒及毒素引起、侵袭性腹泻主要由志贺菌引起脓便）、腹痛、里急后重、呕吐。

五、辅助检查

（1）WBC、N升高（伤寒也属于感染性腹泻，血象可以不高；寄生虫感染以嗜酸性细胞增高为主）。

（2）呕吐物、大便革兰染色+艰难梭菌+真菌+细菌培养药敏+寄生虫。

六、治疗

隔离期：隔离患者直至症状消失后6天。

饮食：应以流质或半流质为宜；禁吃多渣、多油或有刺激性食物。

（一）抗感染疗程3~7天

（1）左氧氟沙星/莫西沙星0.4g qd ivgtt，但O157：H7要用小剂量（肾功能不全慎用；注意引起失眠等精神症状；癫痫禁用）。

（2）头孢曲松钠（头孢曲松）2g/4g qd，用于孕妇、儿童和哺乳期妇女及耐氟喹诺酮。

（3）阿莫西林胶囊0.5g tid。

（4）左氧氟沙星胶囊0.2g bid。

（5）头孢地尼片100mg tid。

（6）NS 10mL×2支+去甲万古霉素0.2g po qid（艰难梭菌、G+专性厌氧、有芽孢）。

（7）盐酸小檗碱片（小檗碱）2片tid。

（8）氟康唑片50mg qd（真菌孢子、菌丝）。

（二）补液

（1）NS 500mL+维生素C 3g+氯化钾注射液1g ivgtt。

（2）稀饭+咸菜。

（3）ORS。

（三）止泻及通便

（1）蒙脱石散剂1袋tid，首剂可用2袋。

（2）洛哌丁胺胶囊2mg tid。

（3）莫沙必利5mg tid。

（4）多潘立酮（吗丁啉）1片tid，饭前30min。

（5）甘油灌肠剂100mL灌肠。

（6）乳果糖口服溶液10mL／次，3～6次。

（四）护胃及止吐

（1）NS（GS）10mL+奥美拉唑40mg ivgtt qd。

（2）甲氧氯普胺注射液1支im。

（五）微生态制药

（1）枯草杆菌二联活菌肠溶胶囊（美常安）1粒tid（屎肠球菌、枯草杆菌）。

（2）双歧杆菌三联活菌胶囊（双歧三联活菌）2～4粒bid（双歧杆菌、嗜酸乳杆菌、粪肠球菌）。

（六）解痉

（1）GS 250mL+山莨菪碱10～20mg qd ivgtt。

（2）盐酸消旋山莨菪碱注射液10mg im。

（七）中毒性鼓肠（肠麻痹，内毒素引起）

（1）芒硝：适量外敷肚皮。

（2）注射用胸腺法新（迈普新／胸腺素）1.6mg皮下biw；GS 500mL+乌司他丁10万U ivgtt qd；但需注意免疫状态，在重型肝炎急性期禁用。

（八）痔

（1）复方角菜酸酯栓（太宁）塞肛1支qd／bid。

（2）马应龙麝香痔疮膏外涂早晚一次+双歧杆菌三联活菌胶囊（双歧三联活菌）3粒bid+痛泻宁颗粒1袋tid。

七、并发症

脱水及电解质紊乱、急性溶血性尿毒综合征（HUS）、吉兰—巴雷综合征、肠道并发症（新生儿坏死性小肠炎、肠套叠、肠梗阻）、胃肠外感染（菌血症、肝脓肿等）、血清病样反应（关节炎、结节性红斑）。

八、预防

国内常用志贺菌疫苗、伤寒沙门菌疫苗。

九、预后

（1）大多预后良好，呈自限性。

（2）幼儿或老年人、有严重基础疾病可致死亡。

第三节　细菌性痢疾

一、病原学

细菌性痢疾（bacillary dysentery）简称菌痢，亦称为志贺菌病（shigellosis），是志贺菌属（痢疾杆菌）引起的肠道传染病。志贺菌经消化道感染人体后，引起结肠黏膜的炎症和溃疡，并释放毒素入血。临床表现主要有发热、腹痛、腹泻、里急后重、黏液脓血便，同时伴有全身毒血症症状，严重者可引发感染性休克和（或）中毒性脑病。菌痢常年散发，夏秋多见，是我国的常见病、多发病。儿童和青壮年是高发人群。本病有效的抗菌药治疗，治愈率高。疗效欠佳或转为慢性者，可能是未经及时正规治疗、使用药物不当或耐药菌株感染。

二、流行病学

（1）传染源。患者和携带者。

（2）传播途径。间接接触、消化道。

（3）流行特征。好发于夏秋季，多见于5岁以下儿童。

三、致病机制

（1）志贺菌经消化道在结肠突破肠黏膜屏障后，黏附在肠黏膜上皮细胞繁殖、释放毒素，引起黏液脓性便。

（2）内毒素入血后引起毒血症、微循环障碍。

（3）志贺外毒素有肠毒素、神经毒素、细胞毒性。

四、临床表现

（1）急性。毒血症状（畏寒、发热）、肠道症状（腹痛、腹泻、里急后重、黏液脓血便）、中毒性细菌性痢疾（2~7岁多见，突起毒血症、嗜睡、昏迷、循环和呼吸衰竭）。

（2）慢性。≥2个月，分慢性迁延型、急性发作型、慢性隐匿型。

五、辅助检查

（1）WBC、N升高。

（2）大便常规+OB。

（3）大便细菌涂片、培养。

六、鉴别诊断

（一）急性细菌性痢疾鉴别

（1）急性阿米巴痢疾。起病缓，多无发热，腹痛轻，便次少，里急后重不明显，右下腹轻压痛；大便：量多，呈暗红色果酱样，有特殊臭味，RBC多于WBC，可见夏科雷登结晶，可找到溶组织内阿米巴滋养体。

（2）其他细菌性肠道感染。鉴别有赖于大便培养出不同的病原菌。

（3）细菌性胃肠型食物中毒。如进食被沙门菌、金黄色葡萄球菌、副溶血性弧菌、大肠埃希菌等病原菌或其产生的毒素污染的食物引起。其特点：有进食同一食物集体发病病史，大便镜检WBC通常<5个／HP。确诊有赖于从可疑食物及患者呕吐物、粪便中检出同一细菌或毒素。

（4）其他。还需与急性肠套叠及急性坏死出血型肠炎相鉴别。

（二）中毒性细菌性痢疾鉴别

（1）休克型。其他细菌也可引起感染性休克，主要通过血及大便培养出不同致病菌相鉴别。

（2）脑型。乙脑也多发于夏秋季，且有高热、惊厥、昏迷，须与脑型相鉴别。乙脑起病后进展相对较缓，循环衰竭少见，意识障碍及脑膜刺激征明显，脑脊液可有蛋白及WBC升高。乙脑病毒特异性IgM阳性可鉴别。

（三）慢性细菌性痢疾鉴别

需与直肠结肠癌、慢性血吸虫病及非特异性溃疡性结肠炎等相鉴别，确诊依赖于特异性病原学检查、病理和结肠镜检。

七、治疗

隔离期：隔离患者至症状消失后每隔5～7天大便培养连续两次阴性。

饮食：应以流质或半流质为宜；禁吃多渣、多油或有刺激性食物。

（一）急性细菌性痢疾

（1）治疗同感染性腹泻。

（2）对症治疗。腹痛患者禁止使用强效抑制肠蠕动药物，以免延长病程和排菌时间，因为腹泻是肠道机体防御功能的一种表现。

（二）中毒性细菌性痢疾

（1）抗菌治疗同感染性腹泻。

（2）对症治疗。休克型见感染性休克；脑型见中枢神经系统受损处理。

（三）慢性细菌性痢疾

根据病原菌药敏结果选择有效的抗菌药物，通常联用2种不同类型药物，适当延长疗程，必要时可多个疗程治疗，最好加用肠道益生菌。

八、并发症治疗

（1）败血症。①选用对志贺菌敏感的抗生素，尤其注意耐药菌。②对症支持治疗。

（2）溶血性尿毒综合征。①输血、碱化尿液。②应用肾上腺皮质激素。③双嘧达莫2片tid。④必要时行血液透析。

（3）关节炎休息及对症处理。

九、预防

国内常用口服活菌苗，如F2a型"依链"株。

十、预后

大多良好，病死率<1％，中毒性细菌性痢疾病死率更高。

第六章　深部真菌疾病及其治疗

深部真菌病指致病性真菌侵入人体表层以下的组织，包括皮肤、黏膜、肌肉和内脏而引起的各种感染，其感染可局限于某一脏器组织，也可播散至全身。

浅部真菌病涉及表皮、毛发和甲的感染，由小孢子菌、发癣菌、念珠菌和马拉色菌感染引起。

第一节　隐球菌病

一、病原学

新型隐球菌（芽生、腐生菌）。

二、流行病学

（1）传染源。鸽子（A、D血清型）、桉树富植的地方（不是土壤，B、C血清型）。

（2）传播途径。呼吸道。

（3）流行特征。往往有高危易发因素，如艾滋病、糖尿病、长期应用免疫抑制剂等。

三、致病机制

（1）经呼吸道入肺后，因隐球菌荚膜脂多糖可以抑制白细胞的吞噬和迁移，繁殖后经血流进入中枢神经系统，在脑膜和脑实质内进行大量增殖，形成炎性肉芽肿。

（2）也可由鼻腔黏膜直接扩散至脑。

四、临床表现

（1）中枢神经系统感染（脑膜脑炎）。免疫抑制患者起病急，而免疫正常者起病亚急性或慢性（从发病到出现明显症状需要4周以上）。①发热、头痛、反应迟钝、轻微或没有颈硬。②失明、失语、脑神经损伤（直接侵犯、粘连性蛛网膜炎、颅内压高）。

（2）肺部感染症状轻微或无。

（3）其他组织器官感染。①皮肤损伤：斑疹、丘疹、脐型中央凹陷的丘疹或溃疡。②骨骼损害：溶骨性破坏。③眼部损害：视盘水肿、展神经麻痹，病情进展可致盲。

五、辅助检查

（1）血常规一般正常。

（2）脑脊液检查。①细胞数$<500 \times 10^6$／L，以L为主，早期以N为主；②糖↓↓↓和氯化物↓↓、蛋白↑（1～2g）；③正常脑脊液：氯化物（120～130mmol／L）、糖（2.5～4.4mmol／L）、蛋白（0.2～0.45g／L）。

（3）血液、骨髓、脑脊液、组织墨汁染色镜检、培养。

（4）血和脑脊液乳胶隐球菌凝集试验检测荚膜脂多糖抗原。

（5）头颅MRI、CT。

六、鉴别诊断

（一）病毒性脑膜炎

脑脊液中WBC不多，糖和氯化物正常，确诊有赖于血清免疫学检查和病毒分离。

（二）结核性脑膜炎

结核性脑膜炎以脑膜刺激征为主，常有结核病史和结核中毒症状；隐球菌性脑膜炎颅内压比结核性脑膜炎高，脑脊液中糖含量比结核性脑膜炎低，而结核性脑膜炎脑脊液中氯化物下降更明显，蛋白升高也较明显；胸片及眼底检查可能发现结核病灶，血液和脑脊液中可能发现隐球菌或荚膜抗原试验阳性。

（三）化脓性脑膜炎

流行性脑脊髓膜炎多发于冬春季，皮肤黏膜常有瘀点；其他化脓菌所致者多可找到原发病灶；脑脊液均呈化脓性改变，WBC更高，脑脊液涂片和培养可发现细菌；早期不典型病例须动态观察病情变化和多次复查脑脊液。

七、治疗

（1）两性霉素B。①用法：GS 500mL+注射用两性霉素B 1mg、3mg、5mg、

10mg、15mg、25mg、最大0.5～1mg／（kg·d）（肝肾功能轻中度损伤可减量，重度用注射用两性霉素B脂质体）+地塞米松磷酸钠注射液1mg（1～2周如无不适可停，会影响疗效，注意护胃）。②副作用：恶心、呕吐、发热畏寒、贫血、低钾血症（常规补钾）、肝肾损伤。

（2）病情进展易出现失明、脑疝。请眼科会诊看眼底视盘水肿情况。

（3）对症治疗。①GS／NS 250mL+醒脑静注射液2支ivgtt qd，孕妇禁用。②GS／NS 250mL+前列地尔（凯时）注射液10μgivgtt qd。③20%甘露醇125mL q4／6／8h ivgtt。④GS 250mL+还原性谷胱甘肽1200mg qid ivgtt。

（4）若合并有慢性肝病或肝硬化基础，可用氟康唑400mg；若隐球菌血症，可试加两性霉素B 0.3mg／（kg·d）+氟胞嘧啶0.1g／（kg·d）×2周诱导治疗。

（5）复查。治疗结束后1、3、6、12个月时复查。

（6）隐球菌性脑膜炎复发。若之前用两性霉素B治疗，可换用两性霉素B脂质体。

八、预后

（1）本病病死率为5%～25%，免疫功能低下者病死率>50%。

（2）约40%患者可遗留不同程度的神经系统后遗症，如视神经萎缩、外展神经麻痹等。

（3）脑脊液中荚膜抗原滴度>1：1024或治疗后滴度不下降等为预后差指标。

第二节　耶氏肺孢子菌病

一、病原学

耶氏肺孢子菌（真菌）。

二、流行病学

（1）传染源。患者、隐性感染者。

（2）传播途径。呼吸道。

（3）易感人群（免疫功能低下者）。艾滋病患者、早产儿、营养不良或有先天性免疫功能缺陷婴幼儿，血液病、恶性组织细胞病、恶性肿瘤、器官移植患者，自身免疫疾病患者长期接受免疫抑制药物治疗者。

三、致病机制

经呼吸道进入肺泡后，在肺泡内滋养体从包囊逸出经二分裂、内出芽、结合生殖等方式进行繁殖。

四、临床表现

（1）流行型。好发于婴幼儿，干咳、进行性呼吸困难，呼吸衰竭。

（2）散发型。好发于免疫缺陷者，干咳、胸痛、呼吸困难、发绀、呼吸衰竭。

五、辅助检查

（1）WBC、N正常或轻度升高。

（2）血气分析示氧分压常<60mmHg。

（3）痰液、支气管肺泡灌洗液或肺活检组织中检出耶氏肺孢子菌。

（4）CT示肺部弥漫性间质浸润，毛玻璃状阴影。

六、鉴别诊断

（1）肺结核起病缓慢，有结核中毒症状，胸片部位和特点符合肺结核改变；结核抗体或T-SPOT阳性，确诊有赖于痰抗酸染色发现结核杆菌。

（2）支原体／衣原体肺炎。有类似患者接触史，或家庭、集体群发等流行病学资料；临床表现以剧烈顽固性干咳为特征，少有呼吸衰竭发生；确诊有赖于肺炎支原体／衣原体培养。

（3）其他真菌性肺炎。其他多种真菌（白色念珠菌、隐球菌、曲霉菌、毛霉菌、组织胞浆菌等）均可侵犯肺部；临床表现多样，确诊有赖于痰液、支气管肺泡灌洗液、肺组织中病原学检查发现真菌。

七、治疗

（1）抗真菌疗程14～21天。①复方磺胺甲噁唑（复方新诺明）3片q8h+同量碳酸氢钠片碱化尿液。②喷他脒4mg／（kg·d）qd。

（2）肾上腺皮质激素应用。72h内应用可显著改善预后：泼尼松80mg／d 5天、减至40mg／d 5天、减至20mg／d 10天。

（3）对症支持治疗。吸氧，注意水、电解质平衡。

八、预防

（1）呼吸道隔离。

（2）对易感者预防应用。①复方磺胺甲噁唑（复方新诺明）3片bid+同量碳酸氢钠片碱化尿液，每周服3次。②喷他脒300mg／次气雾，每月1次。

九、预后

（1）预后取决于基础疾病，如艾滋病患者一旦发生耶氏肺孢子菌病，未经诊治病死率将近100％，即使治疗有效也常复发。

（2）非艾滋病患者，耶氏肺孢子菌病病死率40％。

第三节　曲霉病

一、病原学

曲霉菌（菌丝、孢子）。

二、流行病学

（1）传染源。患者、隐性感染者。

（2）传播途径。呼吸道（悬浮于空气中的分生孢子）、消化道、皮肤、鼻窦。

（3）易感人群（免疫抑制者）。艾滋病、血液系统恶性肿瘤、糖尿病、器官移植、血液透析、肝衰竭、肾衰竭、脾切除等患者。

三、致病机制

机体吸入曲霉孢子，孢子在呼吸道上皮细胞内生长成菌丝，菌丝侵袭组织、侵犯血管，引起内皮细胞损伤、血栓形成、组织坏死。

四、临床表现

（一）肺曲霉病

（1）过敏性肺曲霉病：咳嗽、发热、喘鸣。

（2）肺曲霉球：慢性咳嗽、不适、消瘦、咯血。

（3）伪膜性曲霉性气管支气管炎：发热、咳嗽、呼吸困难、胸痛、咯血。

（4）慢性坏死性肺曲霉病：发热、咳嗽、咳痰、体重下降。

（5）急性侵袭性肺曲霉病：发热、咳嗽、咽痛、呼吸困难、咯血、体重下降、消瘦；CT示特征性新月形气影。

（二）鼻窦曲霉感染

（1）过敏性曲霉性窦炎：头痛、面部疼痛、不适。

（2）急性侵袭性窦炎：发热、鼻涕、头痛、面部疼痛。

（3）慢性坏死性窦炎：一侧鼻窦疼痛、鼻塞、头痛。

（4）鼻侧曲霉性肉芽肿：鼻塞、面部不适。

（三）脑曲霉病

精神错乱、迟钝或嗜睡、CT示脑占位性病变。

（四）眼曲霉病

（1）曲霉性角膜炎：角膜溃疡。

（2）曲霉性内膜炎：眼痛、视力受损。

（3）眼眶曲霉病：眼眶痛、眼球突出。

（五）曲霉性心肌炎

发热、消瘦、疲劳、食欲缺乏、心脏杂音。

（六）曲霉性骨髓炎

发热、疼痛、受累部位触痛。

（七）皮肤曲霉病

红色至紫色、硬结性斑块。

（八）耳曲霉病

外耳道瘙痒、疼痛，听力下降，流液。

（九）播散性曲霉病

胃肠道感染、肝脾触痛、黄疸、肾损伤。

五、辅助检查

（1）痰、灌洗液、活组织镜检、培养。

（2）GM试验（目前我国临床上判断折点>0.8或2次>0.5）。

（3）CT示晕征、新月形、空洞、牛眼征。

六、治疗

（1）首选伏立康唑（6～12周静滴，至病灶消失，改口服，总6个月；GS／NS 250mL+伏立康唑200mg q12h，重型肝炎用qd，第一个24h剂量加倍；查血药浓度／周，1～5.5μg／mL）。

（2）伊曲康唑胶囊po[①] 400mg／d。

（3）卡泊芬净首剂70mg ivgtt，维持剂量50mg／d。

（4）两性霉素B。①用法：GS 500mL+注射用两性霉素B 1mg、3mg、5mg、10mg、15mg、25mg、最大0.5～1mg／（kg·d）（肝肾功能轻中度损伤可减量，重度用注射用两性霉素B脂质体）+地塞米松磷酸钠注射液1mg（用1～2周，如无不适可停，会影响疗效，注意护胃）。②副作用：恶心、呕吐、发热畏寒、贫血、低钾血症（常规补钾）、肝肾损伤。

---

① po医学上通常是指口服，是临床治疗中给药方式的一种。po是口服的拉丁文peros的缩写，是用药方式的一种，也是临床上最常用的医学术语之一。这一普遍的医学术语往往出现在医疗药物处方或护理记录单中，比如，当临床医生给患者开的处方中药物后标注有po，表明这种药应当口服，而不是外用或静脉给药。同样，护士在执行医生的医嘱时，如果看到用药方式为po，也要给患者说明该药物应当口服。患者应严格遵医嘱用药，不要自行更改用药方式，否则可能会影响药物的治疗效果。

第七章 上呼吸道感染与支气管疾病治疗

第一节 急性上呼吸道感染

急性上呼吸道感染是指鼻腔、咽或喉部急性炎症的概称。患者不分年龄、性别、职业和地区。全年皆可发病，冬春季节多发，可通过含有病毒的飞沫或被污染的用具传播，多数为散发性，但常在气候突变时流行。由于病毒的类型较多，人体对各种病毒感染后产生的免疫力较弱且短暂，并且无交叉免疫，同时在健康人群中有病毒携带者，故一个人一年内可有多次发病。

急性上呼吸道感染约70%～80%由病毒引起。主要有流感病毒（甲、乙、丙型）、副流感病毒、呼吸道合胞病毒、腺病毒、鼻病毒、埃可病毒、柯萨奇病毒、麻疹病毒、风疹病毒等。细菌感染可直接或继病毒感染之后发生，以溶血性链球菌为多见，其次为流感嗜血杆菌、肺炎链球菌和葡萄球菌等，偶见革兰阴性杆菌。其感染的主要表现为鼻炎、咽喉炎或扁桃体炎。

当有受凉、淋雨、过度疲劳等诱发因素，全身或呼吸道局部防御功能降低时，原已存在于上呼吸道或从外界侵入的病毒或细菌可迅速繁殖，引起本病，尤其是老幼体弱或有慢性呼吸道疾病如鼻旁窦炎、扁桃体炎、慢性阻塞性肺疾病者更易罹患。

本病不仅具有较强的传染性，而且可引起严重并发症，应积极防治。

一、诊断要点

根据病史、流行情况、鼻咽部发生的症状和体征，结合周围血象和胸部X线检查可作出临床诊断。进行细菌培养和病毒分离，或病毒血清学检查、免疫荧光法、酶联免疫吸附法、血凝抑制试验等，可确定病因诊断。

（一）临床表现

根据病因不同，临床表现可有不同的类型。

1.普通感冒

俗称"伤风"，又称急性鼻炎或上呼吸道卡他，以鼻咽部卡他症状为主要表现。成人多为鼻病毒引起，其次为副流感病毒、呼吸道合胞病毒、埃可病毒、柯萨奇病毒等。起病较急，初期有咽干、咽痒或烧灼感，发病同时或数小时后，可有喷嚏、鼻塞、流清水样鼻涕，2～3天后变稠。可伴咽痛，有时由于耳咽管炎使听力减退，也可出现流泪、味觉迟钝、呼吸不畅、声嘶、轻微咳嗽等。一般无发热及全身症状，或仅有低热、不适、轻度畏寒和头痛。检查可见鼻腔黏膜充血、水肿、有分泌物，咽部轻度充血。如无并发症，一般5～7天后痊愈。

2.流行性感冒

简称流感，是由流行性感冒病毒引起。潜伏期1～2日，最短数小时，最长3天。起病多急骤，症状变化很多，主要以全身中毒症状为主，呼吸道症状轻微或不明显。临床表现和轻重程度差异颇大。

（1）单纯型

最为常见，先有畏寒或寒战，发热，继之全身不适、腰背发酸、四肢疼痛、头昏、头痛。部分患者可出现食欲不振、恶心、便秘等消化道症状。发热可高达39℃～40℃，一般持续2～3天。大部分患者有轻重不同的喷嚏、鼻塞、流涕、咽痛、干咳或伴有少量黏液痰，有时有胸骨后烧灼感、紧压感或疼痛。年老体弱的患者，症状消失后体力恢复慢，常感软弱无力、多汗，咳嗽可持续1～2周或更长。体格检查：患者可呈重病容，衰弱无力，面部潮红，皮肤上偶有类似麻疹、猩红热、荨麻疹样皮疹，软腭上有时有点状红斑，鼻咽部充血水肿。本型中轻者，全身和呼吸道症状均不显著，病程仅1～2日，颇似一般感冒，单从临床表现颇难确诊。

（2）肺炎型

本型常发生在2岁以下的小儿，或原有慢性基础疾患，如二尖瓣狭窄、肺心病、免疫力低下，以及孕妇、年老体弱者。其特点是在发病后24小时内可出现高热、烦躁、呼吸困难、咳血痰和明显发绀。全肺可有呼吸音减低、湿啰音或哮鸣音，但无肺实变体征。X线胸片可见双肺广泛小结节性浸润，近肺门较多，肺周围较少。上述症状可进行性加重，抗菌药物治疗无效。病程一周至一月余，大部分患者可逐渐恢复，也可因呼吸、循环衰竭在5～10日内死亡。

（3）中毒型

较少见。肺部体征不明显，具有全身血管系统和神经系统损害，有时可有脑炎或脑膜炎的表现。临床表现为高热不退，神志昏迷，成人常有谵妄，儿童可发生抽搐。少数患者由于血管神经系统紊乱或肾上腺出血，导致血压下降或休克。

（4）胃肠型

主要表现为恶心、呕吐和严重腹泻，病程约2～3日，恢复迅速。

3.以咽炎为主要表现的感染

（1）病毒性咽炎和喉炎

由鼻病毒、腺病毒、流感病毒、副流感病毒以及肠病毒、呼吸道合胞病毒等引起。临床特征为咽部发痒和灼热感，疼痛不持久，也不突出。当有吞咽疼痛时常提示有链球菌感染，咳嗽少见。急性喉炎多为流感病毒、副流感病毒及腺病毒等引起，临床特征为声嘶、讲话困难、咳嗽时疼痛，常有发热、咽炎或咳嗽。体检可见喉部水肿、充血，局部淋巴结轻度肿大和触痛，可闻及喘鸣音。

（2）疱疹性咽峡炎

常由柯萨奇病毒A引起，表现为明显咽痛、发热，病程约为一周。检查可见咽充血，软腭、悬雍垂、咽及扁桃体表面有灰白色疱疹及浅表溃疡，周围有红晕。多于夏季发病，多见于儿童，偶见于成人。

（3）咽结膜热

主要由腺病毒、柯萨奇病毒等引起。临床表现有发热、咽痛、畏光、流泪、咽及结膜明显充血。病程4～6天，常发生于夏季，游泳中传播。儿童多见。

（4）细菌性咽—扁桃体炎

多由溶血性链球菌引起，次为流感嗜血杆菌、肺炎链球菌、葡萄球菌等引起。起病急，明显咽痛、畏寒、发热，体温可达39℃以上。检查可见咽部明显充血，扁桃体肿大、充血，表面有黄色点状渗出物，颌下淋巴结肿大、压痛，肺部无异常体征。

（二）辅助检查

1.血象

病毒性感染，白细胞计数多为正常或偏低，淋巴细胞比例升高。细菌感染，白细胞计数和中性粒细胞增多以及核左移。

2.病毒和病毒抗原的测定

视需要可选用免疫荧光法、酶联免疫吸附法、血清学诊断和病毒分离鉴定，以判断病毒的类型，区别病毒和细菌感染。细菌培养可判断细菌类型和进行药物敏感试验。

3.血清PCT测定

有条件的单位可检测血清PCT，有助于鉴别病毒性和细菌性感染。

二、治疗原则

上呼吸道病毒感染目前尚无特殊抗病毒药物，通常以对症处理、休息、忌烟、多饮水、保持室内空气流通、防治继发细菌感染为主。

（一）对症治疗

可选用含有解热镇痛、减少鼻咽充血和分泌物、镇咳的抗感冒复合剂或中成药，如对乙酰氨基酚、双酚伪麻片、美扑伪麻片、银翘解毒片等。儿童忌用阿司匹林或含阿司匹林的药物以及其他水杨酸制剂，因为此类药物与流感的肝脏和神经系统并发症（Reye综合征）相关，偶可致死。

（二）支持治疗

休息、多饮水、注意营养，饮食要易于消化，特别是儿童和老年患者更应重视。密切观察和监测并发症，抗菌药物仅在明确或有充分证据提示继发细菌感染时有应用指证。

（三）抗流感病毒药物治疗

现有抗流感病毒药物有两类：即离子通道M2阻滞剂和神经氨酸酶抑制剂。其中，M2阻滞剂只对甲型流感病毒有效，治疗患者中约有30%可分离到耐药毒株，而神经氨酸酶抑制剂对甲、乙型流感病毒均有很好作用，耐药发生率低。

1.离子通道M2阻滞剂

金刚烷胺和金刚乙胺：①不良反应：可引起中枢神经系统和胃肠道副反应。中枢神经系统副反应有神经质、焦虑、注意力不集中和轻微头痛等，其中金刚烷胺较金刚乙胺的发生率高。胃肠道副反应主要表现为恶心和呕吐，这些副反应一般较轻，停药后大多可迅速消失。②肾功能不全患者的剂量调整：金刚烷胺的剂量在肌酐清除率≤50mL／min时酌情减少，并密切观察其副反应，必要时可停药，血透对金刚烷胺清除的影响不大。肌酐清除率<10mL／min时金刚乙胺推荐

117

减为100mg／d。

2.神经氨酸酶抑制剂

一般在出现流感症状的48小时内开始用药。目前有3个品种，即奥司他韦、扎那米韦和帕拉米韦。我国目前只有奥司他韦被批准临床使用。

（1）用法和剂量

奥司他韦：成人75mg，每天2次，连服5天，应在症状出现2天内开始用药。儿童1岁以内不推荐使用。扎那米韦：6岁以上儿童及成人剂量均为每次吸入10mg，每天2次，连用5天，应在症状出现2天内开始用药。6岁以下儿童不推荐使用。帕拉米韦：一般用量300mg，单次静脉滴注，滴注时间不少于30分钟。严重并发症的患者，可以用600mg，单次静脉滴注，滴注时间不少于40分钟。症状严重者，可每日1次，1～5天连日重复给药。儿童每次10mg／kg，滴注时间不少于30分钟。

（2）不良反应

奥司他韦不良反应少，一般为恶心、呕吐等消化道症状，也有腹痛、头痛、头晕、失眠、咳嗽、乏力等不良反应的报道。扎那米韦吸入后最常见的不良反应有头痛、恶心、咽部不适、眩晕、鼻衄等。个别哮喘和慢性阻塞性肺疾病患者使用后可出现支气管痉挛和肺功能恶化。

（3）肾功能不全的患者

肾功能不全的患者无须调整扎那米韦的吸入剂量。对肌酐清除率<30mL／min的患者，奥司他韦减量至75mg，每天1次。

（四）抗菌药物治疗

通常不需要抗菌药物治疗。如有细菌感染，可根据病原菌选用敏感的抗菌药物。经验用药，常选青霉素、第一代和第二代头孢菌素、大环内酯类或氟喹诺酮类。

第二节　急性气管—支气管炎

急性气管—支气管炎是病毒或细菌感染，物理、化学性刺激或过敏因素等对气管—支气管黏膜所造成的急性炎症。该病大多数由病毒感染所致，其中成人多为流感病毒和腺病毒引起，儿童则以呼吸道合胞病毒或副流感病毒多见。此外，还有柯萨奇病毒、鼻病毒、冠状病毒等。肺炎支原体、肺炎衣原体亦是本病的常见病原体。细菌感染在本病占有重要地位，但有资料显示细菌感染在本病所占比例不超过10%，常见的致病菌有肺炎链球菌、流感嗜血杆菌、金黄色葡萄球菌、卡他莫拉氏菌，以及百日咳杆菌等。以往认为百日咳杆菌感染主要在儿童发病，但近年来年轻人感染有所上升。虽然细菌感染作为致病因子在本病所占比例不高，但值得重视的是该病常在病毒感染的基础上合并细菌或支原体、衣原体感染，病毒感染抑制肺泡巨噬细胞的吞噬能力以及纤毛上皮细胞的活力，造成呼吸道免疫功能低下，使细菌、支原体和衣原体等病原菌有入侵的机会。非生物性病因中，有粉尘、刺激性气体（包括二氧化氮、二氧化硫、氨气、氯气等）、环境刺激物（包括二氧化碳、烟雾、臭氧）等。

一些常见的过敏原包括花粉、有机粉尘、真菌孢子等的吸入，可引起气管—支气管的过敏性炎症。

其病理改变主要为气管、支气管黏膜充血、水肿、黏液腺体肥大、分泌物增加，纤毛上皮细胞损伤脱落，黏膜及黏膜下层炎症细胞浸润，以淋巴细胞和中性粒细胞为主。急性炎症消退后，气管、支气管黏膜结构可完全恢复正常。

该病为常见的呼吸道疾病，以咳嗽症状为主，在健康成人通常持续1～3周。常继发于病毒性或细菌性上呼吸道感染。以冬季或气候突变时节多发，有自限性。

一、诊断要点

（一）临床表现

起病往往先有上呼吸道感染的症状，如鼻塞、流涕、咽痛、声音嘶哑。全身症状有发热、轻度畏寒、头痛、全身酸痛等，全身症状一般3～5天可消退。开始一般为刺激性干咳，随着卡他症状的减轻，咳嗽逐渐明显并成为突出症状，受凉、吸入冷空气、晨起、睡觉体位改变或体力活动后咳嗽加重。咳嗽症状一般持续1～3周，吸烟者可更长。如为百日咳杆菌感染，咳嗽症状常超过3周，通常可达4～6周。超过半数可伴有咳痰，开始时常为黏液痰，部分病人随着病程发展可转为脓性痰。相当一部分病人由于气道高反应性发生支气管痉挛时，可表现为气急、喘鸣、胸闷等症状。

该病体征不多，主要有呼吸音增粗、干性啰音、湿性啰音等，支气管痉挛时可闻及哮鸣音，部分患者亦可无明显体征。

（二）辅助检查

（1）血常规：病毒感染时血白细胞计数可降低，当有细菌感染时血白细胞总数及中性粒细胞比例增高。

（2）X线胸片一般无异常或仅有肺纹理增粗。

（三）注意点

（1）根据以上临床表现往往可得到明确的临床诊断，进行相关的实验室检查则可进一步作出病原学诊断。需注意与肺炎、肺结核、支气管扩张症、肺脓肿、肺癌等鉴别，以上疾病常以咳嗽、咳痰为主要症状，但胸部X线检查可发现各自特征性的影像学改变。

（2）肺功能检查可发现相当一部分患者气道反应性增高，但通常为一过性。由于本病部分患者气道反应性增高，少数患者可闻及干性啰音，应注意与支气管哮喘相鉴别。

（3）流行性感冒的症状与本病相似，但流行性感冒以发热、头痛、全身酸痛等全身症状为主，而本病以咳嗽等呼吸道症状为主要表现。

（4）该病很少超过3周，如咳嗽超过3周称为"亚急性咳嗽"，超过8周称为"慢性咳嗽"，应注意是否是由于后鼻漏、哮喘、吸入性肺炎、胃食管反流等疾病所致。

二、治疗原则

（1）平时注重锻炼身体，增强体质，防治感冒，是预防本病的有效措施。亦应注意避免粉尘、刺激性气体、环境刺激物等有害刺激物的刺激，以及花粉等过敏原的吸入。

（2）注意适当休息，发热、头痛及全身酸痛等全身症状明显时可加用对乙酰氨基酚等解热镇痛药治疗。

（3）止咳、化痰等对症治疗是本病的主要措施，常用的止咳药有枸橼酸喷托维林，成人25mg／次，每日3～4次；右美沙芬，成人15～30mg／次，每日3～4次。祛痰剂主要有氨溴索，成人30mg／次，每日3次。

（4）由于部分患者气道反应性增高，导致支气管痉挛，临床上出现喘息症状，此时可应用β受体激动剂，如沙丁胺醇气雾剂吸入，成人0.1～0.2mg／次，每日3～4次。或应用氨茶碱等药物解痉平喘，成人0.1～0.2g／次，每日3次。或应用抗胆碱能药物如异丙托溴铵气雾剂，成人0.5mg／次，每日2～3次，根据病情可用药1～2周。

（5）本病不宜常规使用抗菌药物，特别是对病因未明者不应盲目使用抗菌药物。目前认为使用抗菌药物并不能缩短病程或减轻病情，应注意滥用抗菌药物可导致耐药菌的产生以及二重感染等严重后果。

（6）如有细菌感染的依据或合并有严重基础疾病的患者，注意合理使用抗菌药物，常用的抗菌药物为β-内酰胺类、喹诺酮类，亦可根据痰细菌培养药敏结果选择抗菌药物。如为肺炎支原体或肺炎衣原体感染时，首选大环内酯类或氟喹诺酮类抗菌药物。

第三节　支气管扩张症

支气管扩张症（支扩）是由于多种原因引起支气管树病理性、永久性的扩张，导致反复化脓性感染及气道慢性炎症性疾病，临床上表现为持续或反复地咳嗽、咳痰，有时伴有咯血，症状反复发作，可导致呼吸功能障碍及慢性肺源性心脏病。支气管扩张症可分为先天性与继发性两种。先天性支气管扩张较少见，继发性支气管扩张症的发病基础多为反复感染、支气管阻塞及支气管壁的炎性损伤。炎症造成阻塞，阻塞又导致感染或引起感染的持续存在，最终导致支气管管壁平滑肌、弹力纤维甚至软骨的破坏，逐渐形成支气管持久性扩张。下呼吸道感染，尤其是婴幼儿时期下呼吸道感染、支气管和肺结核是支气管扩张最常见的病因，还应注意排除支气管异物、误吸、免疫缺陷病、纤毛功能异常等少见病因。

一、诊断要点

支气管扩张的诊断应根据既往病史、临床表现、体征及实验室检查等资料综合分析确定，胸部高分辨CT（HRCT）是诊断支气管扩张的主要手段。明确诊断后还需要通过病史和相应的检查了解有无相关的基础疾病。

（一）临床表现

咳嗽是支扩最常见的症状，且多伴有咳痰，痰常为脓性，清晨为多，可伴有呼吸困难。半数患者可出现咯血，多与感染相关，咯血量大小不等，可痰中带血至大量咯血。仅有咯血而无咳嗽及咳痰的称干性支气管扩张。原有症状中任一症状加重（痰量增加或脓性痰、呼吸困难加重、咳嗽增加、肺功能下降、疲劳乏力加重）或出现新症状（发热、胸膜炎、咯血）、需要抗菌药物治疗往往提示感染导致的急性加重。反复发作者可有食欲减退、消瘦和贫血等全身症状。

听诊时于病变部位闻及粗糙的湿啰音是支气管扩张特征性的表现，以肺底部最为多见，多自吸气早期开始，吸气中期最响亮，一直持续至吸气末，且部位固定，不易消失。1/3的患者也可闻及哮鸣音或粗大的干啰音。杵状指（趾）较常见。

常见的并发症有反复肺部感染、脓胸、气胸和肺脓肿等，小部分患者可出现肺心病。

（二）辅助检查

1.胸部X线检查

X线胸片诊断支扩的敏感性及特异性均较差，病程早期胸片可能正常；也可有特征性的气道扩张和增厚，表现为类环形阴影或轨道征，囊性支气管扩张时可出现特征性的卷发样阴影；也可表现为同一部位反复出现炎症或炎症消散缓慢。

2.胸部HRCT

胸部HRCT诊断支气管扩张症的敏感性和特异性均达到了90%以上，可代替支气管碘油造影确诊支气管扩张。支扩在HRCT上的主要表现为支气管内径与其伴行动脉直径对比的增大（正常比值为0.62：0.13），称为"印戒征"，此外还可见到支气管呈柱状及囊状改变（呈"双轨征"或"串珠"状），气道壁增厚、黏液阻塞，细支气管炎时可出现树芽征及马赛克征。

3.支气管碘油造影

可明确支气管扩张的部位、性质和范围，但由于此检查为创伤性检查，并发症较多，现已逐渐被胸部HRCT所取代，临床上很少应用。

4.支气管镜检查

有助于排除异物堵塞等病因，通过支气管镜检查获取下呼吸道分泌物有助于明确病原菌，经支气管冲洗可清除气道内分泌物，解除气道阻塞。

5.肺功能检查

所有患者均建议行肺通气功能检查并至少每年复查一次，多数患者表现为阻塞性通气功能障碍，弥散功能下降，33%～76%的患者存在气道高反应性。合并气流阻塞者应行舒张试验评价用药后肺功能改善情况。

6.实验室检查

血炎症标记物（血常规白细胞和中性粒细胞计数、ESR、CRP、PCT）可反映疾病活动性及感染导致的急性加重严重程度；血清免疫球蛋白（IgG、IgA、IgM）测定和血清蛋白电泳可排除体液免疫缺陷；血清IgE测定、烟曲霉过敏原皮试及烟曲霉特异性IgE、IgG测定有助于排除变应性支气管肺曲霉菌病；必要时可检测类风湿因子、抗核抗体、ANCA排除结缔组织病；血气分析可判断是否合并低氧血症和（或）高碳酸血症。

7.微生物学检查

所有支扩患者均常规留取合格痰标本行微生物学检查，急性加重时应在使用抗菌药物前留取痰标本。痰培养及药敏试验对抗菌药物的选择具有重要的指导意义。

8.其他检查

糖精试验和（或）鼻呼出气一氧化氮测定可用于筛查纤毛功能异常，疑诊者需进行鼻和支气管黏膜活检的电镜检查；2次汗液氯化物检测及CFTR基因突变分析有助于排除囊性纤维化。

二、治疗原则

支气管扩张症的治疗目的为确定并治疗潜在病因以阻止疾病进展，维持或改善肺功能，减少日间症状和急性加重次数以提高生活质量。

（一）病因治疗

积极查找并治疗导致支气管扩张症的基础疾病，如合并体液免疫功能低下者可定期输注免疫球蛋白。

（二）物理治疗

包括排痰和康复训练，可单独或联合应用体位引流、震动拍击、主动呼吸训练、雾化吸入盐水、胸壁高频震荡技术等祛痰技术，每日1～2次，每次持续时间不应超过20～30分钟，急性加重期可酌情调整持续时间和频度。

（三）对症治疗

1.黏液溶解剂

临床常用的祛痰药如氯化铵、溴己新、盐酸氨溴索、乙酰半胱氨酸、羧甲司坦等或吸入高渗药物如高张盐水均可促进痰液排出，短期吸入甘露醇疗效尚不明确，不推荐吸入重组人DNA酶。

2.支气管舒张剂

支气管扩张症患者常常合并气流阻塞及气道高反应性，可应用支气管舒张剂缓解症状，治疗前应进行支气管舒张试验评价气道对β2受体激动剂或抗胆碱能药物的反应性以指导用药。

3.氧疗

对合并呼吸衰竭有氧疗指征的患者应给予氧疗。

4.无创通气

合并慢性呼吸衰竭的支扩患者应用无创通气可提高生活质量，缩短住院时间。

（四）抗菌药物治疗

支气管扩张症患者出现急性加重合并局部症状恶化[咳嗽、痰量增加或性状改变、脓痰增加和（或）喘息、气急、咯血]和（或）出现发热等全身症状时应考虑应用抗菌药物。急性加重一般是由定植菌群引起，最常分离出的细菌为流感嗜血杆菌和铜绿假单胞菌。应当定期评估患者支气管细菌定植状况，根据有无铜绿假单胞菌感染的危险选择抗菌药物。若有一种以上的病原菌，应尽可能选择能覆盖所有致病菌的抗菌药物。若因耐药无法单用一种药物，可联合用药。急性加重期抗菌药物治疗疗程应不少于14天。

（五）抗感染治疗

慢性气道炎症是支气管扩张症重要的发病机制。吸入糖皮质激素可拮抗气道慢性炎症，减少痰量，改善生活质量，铜绿假单胞菌定植者改善更为明显，但对肺功能及急性加重次数并无影响。长期应用小剂量大环内酯类药物也有抗炎的作用，尚需有效证据支持。

（六）外科手术治疗

大多数支气管扩张症患者不需要手术治疗。手术适应证包括：①积极药物治疗仍然难以控制症状；②大咯血危及生命，或经药物、介入治疗无效者；③局限支气管扩张，术后至少能保留10个肺段。手术的相对禁忌证为非柱状支气管扩张、痰培养出铜绿假单胞菌、切除术后残余病变及非局限性病变。

（七）预防

加强锻炼，改善营养可增强体质；接种流感疫苗、肺炎疫苗可减少急性加重次数；免疫调节如气管炎疫苗、卡介苗提取素可能对预防支气管扩张症的感染有效。

（八）患者教育管理

教育的主要内容是使其了解支气管扩张症的特征并及早发现疾病的急性加重；还应向其介绍支气管扩张症治疗的主要手段，包括排痰技术、药物治疗及感染控制，并制订个性化的随访及监测方案；还应向其解释痰检的重要性；不建议患者自备抗菌药物自行治疗。

第八章 肺炎、肺真菌病、肺脓肿与肺部感染治疗

第一节 肺炎

一、肺炎链球菌肺炎

肺炎链球菌肺炎是由肺炎链球菌（亦称肺炎球菌或肺炎双球菌）引起的急性肺部炎症，病变常呈叶、段分布，通常称大叶性肺炎。肺炎链球菌常寄生在人体鼻咽部，其荚膜多糖为分型的特异性抗原，共有91个血清型，其中部分菌株致病力很强。这种细菌引起的肺炎在当前社区获得性肺炎中仍占首位。近年由于抗菌药物的广泛应用，致使本病的起病方式、症状及X线改变均不典型。

（一）诊断要点

1.临床表现

（1）发病前常有受凉、淋雨、疲劳或上呼吸道感染等诱因，多有上呼吸道感染的前驱症状。发病急骤，高热（38.0℃～40.0℃）、寒战，伴有全身肌肉酸痛、乏力等。可有患侧胸痛，放射至肩部或腹部，咳嗽或深呼吸时加剧。咳嗽，咳黏痰或脓性痰，血性痰或呈铁锈色痰。病变广泛者可有呼吸困难，部分患者可有消化道症状及神经系统症状。严重病例可发生感染性休克及中毒性心肌炎。

（2）体格检查。急性病容，呼吸急促，部分患者口角可有疱疹，病变广泛时可出现发绀。有败血症者，可出现皮肤、黏膜出血点，巩膜黄染。早期肺部体征常无明显异常。肺实变时叩诊呈浊音，语颤增强，有支气管呼吸音，语音传导增强。消散期可闻及湿啰音。严重感染时可伴有休克、急性呼吸窘迫综合征（ARDS）及神经精神症状。

2.辅助检查

（1）血常规。白细胞计数（10～20）×10^9／L，中性粒细胞多在80%以上，可有核左移，细胞内可见中毒颗粒。血小板减少，凝血酶原时间延长。

（2）痰涂片及痰培养。可查见肺炎链球菌，部分患者血培养阳性。聚合酶链反应（PCR）及荧光标记抗体检测可提高病原学诊断率。如合并胸腔积液，可抽取积液进行细菌培养。

（3）血生化检查。可见血清酶学升高，部分患者可有血胆红素增高。动脉血气分析可正常，严重病例可有PaO_2及$PaCO_2$减低，pH增高，呈低氧及呼吸性碱中毒。休克合并代谢性酸中毒则pH降低。

（4）胸部X线检查。早期肺部有均匀淡片状阴影，典型表现为大片均匀致密阴影，可见支气管充气征，呈叶、段分布。可有少量胸腔积液。老年患者容易形成机化性肺炎。

（二）治疗原则

1.抗菌药物治疗

目前首选仍然是青霉素，虽然耐青霉素的肺炎链球菌在我国已达20%，但高耐药株<2%，因此，对于普通耐药株通过提高青霉素剂量，依然有效。青霉素剂量可用至1000万～2000万U／d。对青霉素过敏、耐青霉素者可用呼吸喹诺酮类（左氧氟沙星、莫西沙星），头孢噻肟、头孢曲松或厄他培南等药物，多重耐药菌株感染者可用万古霉素、替考拉宁、利奈唑胺等。

由于目前我国大多数地区肺炎链球菌对大环内酯耐药率高达70%，故对于已明确诊断的肺炎链球菌肺炎不推荐应用大环内酯类药物。

抗菌药物标准疗程通常为7～10天或更长，或在退热后3天停药，或由静脉用药改为口服，维持数日。

2.支持治疗

患者应卧床休息，注意补充足够蛋白质、热量、水及维生素。

3.积极防治并发症

如肺外感染（脓胸、心肌炎、关节炎等）及感染性休克。

4.预后

大部分病例经过治疗可痊愈，甚至能自愈。发生感染性休克者，病死率较高，经过积极治疗，大部分仍可治愈。合并菌血症的病死率为30%～76%，极少数发生ARDS者，病死率高。

5.预防

我国使用的肺炎球菌疫苗为"多价肺炎球菌疫苗"。该疫苗经一次注射后，

2～3周产生保护性抗体，保护期至少持续五年，必要时，在一次注射后第六年再注射一次。

二、葡萄球菌肺炎

葡萄球菌肺炎是由葡萄球菌引起的急性肺部化脓性炎症。主要分为原发性金黄色葡萄球菌肺炎和血源性金黄色葡萄球菌肺炎。金黄色葡萄球菌是葡萄球菌中属最重要的致病菌，致病力极强，其耐药菌株逐渐增多。人体是金黄色葡萄球菌在自然界的主要宿主之一，通常葡萄球菌主要定植于鼻前庭黏膜、腋窝、阴道、会阴及皮肤破损处等部位。近年来，不但金黄色葡萄球菌肺炎呈增多趋势，而且其他葡萄球菌肺炎亦有增加。葡萄球菌肺炎一般病情重，病死率高，尤其是耐甲氧西林的金黄色葡萄球菌（MRSA）引起的肺炎，治疗困难，预后差，应引起临床的重视。

（一）诊断要点

1.临床表现

（1）常发生于有基础疾病（如糖尿病、血液病、艾滋病、肝病、营养不良、酒精中毒、静脉吸毒）或原有支气管肺疾病者。起病多急骤，寒战、高热、体温多高达39.0℃～40.0℃，咳嗽、咳脓痰、带血丝或脓血痰、胸痛，呼吸困难等。毒血症状明显时，全身肌肉、关节酸痛，体质衰弱，精神萎靡，病情重者可早期出现周围循环衰竭。院内感染病例通常起病较隐匿，但亦有高热、咳脓痰等。老年人症状多不典型。

（2）体格检查。体征在早期不明显，其后可出现两肺散在湿啰音。病灶较大或融合时可有肺实变体征，气胸或脓气胸时则有相应体征。

（3）血源性葡萄球菌肺炎。常有皮肤伤口、疖痈和中心静脉导管置入等，或有静脉吸毒史，咳脓痰较少。应注意肺外病灶，静脉吸毒者多有皮肤针口和三尖瓣赘生物，可闻及心脏病理性杂音。

2.辅助检查

（1）外周血细胞计数。明显升高，中性粒细胞比例增加，核左移并出现毒性颗粒。

（2）痰涂片。可见成堆的葡萄球状菌及脓细胞，痰培养发现葡萄球菌，如凝固酶阳性，可诊断为金黄色葡萄球菌。血行感染时血培养阳性率高。

（3）胸部X线检查：①多发性肺段浸润或肺叶实变，可形成空洞，或呈小叶样浸润，其中有单个或多发的液气囊腔。②肺部浸润、肺脓肿、脓胸、脓气胸为金黄色葡萄球菌肺炎的四大X线征象。③X线阴影的易变性是金黄色葡萄球菌肺炎的另一重要特征。表现为一处炎性浸润消失而另一处出现新病灶，或很小的单一病灶发展为大片阴影。

（二）治疗原则

早期清除引流原发病灶，选用敏感的抗菌药物。

1.抗菌治疗

金黄色葡萄球菌多为凝固酶阴性葡萄球菌，近年来对青霉素G耐药率已高达90%左右。对甲氧西林敏感株（MSSA）首选耐青霉素酶的半合成青霉素或头孢菌素，如苯唑西林、氯唑西林单用或联合利福平、阿米卡星。替代：头孢唑林、头孢呋辛、克林霉素、呼吸喹诺酮类，联合氨基糖苷类如阿米卡星等。β-内酰胺类／β-内酰胺酶抑制剂：阿莫西林／克拉维酸，氨苄西林／舒巴坦。对甲氧西林耐药株（MRSA）可用万古霉素、去甲万古霉素，替考拉宁，利奈唑胺等。万古霉素每日1～2g静脉滴注，不良反应有静脉炎、皮疹、药物热、耳聋和肾损害等，替考拉宁首日0.8／d，以后0.4／d，偶有药物热、皮疹、静脉炎等不良反应。利奈唑胺600mg 2次／日静脉滴注，注意监测血小板。近年来在院内感染中，凝固酶阴性葡萄球菌感染逐渐增多，如表皮葡萄球菌、溶血性葡萄球菌等，这些凝固酶阴性葡萄球菌所致肺炎发病及症状虽不如金黄色葡萄球菌凶险，但其对抗菌药物的耐药率则有过之而无不及，抗菌治疗原则同金黄色葡萄球菌肺炎。并发脓胸、脑膜炎、心内膜炎，以及肾、脑、心肌转移性脓肿时，可选用上述药物，并要对脓腔做适当引流。

临床选择抗菌药物时可参考细菌培养的药物敏感试验。

抗菌治疗的疗程视病情而定，一般疗程2～4周，如严重感染或有脓胸等并发症需4～8周，甚至更长。

2.其他治疗

其他治疗包括吸氧及对症处理、营养支持治疗，以及对脓胸、脓气胸，循环衰竭等并发症的处理。血源性金黄色葡萄球菌肺炎需要积极治疗原发病以消除感染灶。

3.预后

一般病死率为30%～40%，大多数病人有严重的合并症。部分健康成人在流感后患葡萄球菌肺炎，病情发展快，最后导致死亡，抗菌药物疗效起效慢，恢复期长。

4.预防

医护人员应严格无菌操作技术，做好病区内消毒隔离，接触每一个病人后要洗手。

三、肺炎克雷白杆菌肺炎

肺炎克雷白杆菌肺炎是由肺炎克雷白杆菌引起的肺部炎症，亦称肺炎杆菌肺炎。克雷白杆菌在自然界普遍存在，是机会致病菌。本病多发生于中老年、慢性阻塞性肺疾病、酗酒、糖尿病、大手术、静脉置管、气管插管、鼻饲及全身衰竭等患者，是常见的医院获得性肺炎之一，病原传播迅速，可导致医院内爆发感染。该菌的耐药问题日益严重，成为防治中的难点。病死率较高。

（一）诊断要点

1.临床表现

（1）常有慢性肺部疾病及近期手术史。急性发病者起病急骤，寒战、高热、咳嗽，痰黏稠，呈黄棕色脓性，可带血，典型者为棕红色黏稠胶陈状痰，伴有胸痛，气急、心悸。严重病例有呼吸衰竭，周围循环衰竭。慢性病患者表现为咳嗽、咳痰、衰弱、贫血等。

（2）体格检查。呈急性病容，严重者有发绀，血压下降。典型病例肺部有实变体征，有时仅有呼吸音减弱和湿啰音。

2.辅助检查

（1）外周血。白细胞计数增高，中性粒细胞数多有增高，可有中毒颗粒及核左移现象。但约1/4的病人白细胞总数正常或减少，白细胞减少症状是预后不良的征兆，病人常合并有贫血。

（2）痰涂片。可见革兰氏阴性带荚膜的杆菌，痰培养连续2次或2次以上阳性有助于诊断。但它受到很多因素的影响：①病理情况下，肺炎克雷白杆菌的咽部定植率很高，易形成口咽部的标本污染。②单一肺炎克雷白杆菌肺炎减少，多种菌混合感染增多（尤其是院内感染），常无法确定主要病原菌。血培养或胸腔积液培养获得阳性，可确立肺炎克雷白杆菌肺炎诊断。

（3）胸部X线检查。有大叶实变、小叶浸润、脓肿形成。大叶实变：内有不规则透光区，以右上叶、双肺下叶多见，由于炎性渗出物量多，黏稠且重，叶间裂呈弧形下坠。炎症浸润中见脓肿、胸腔积液，少数呈支气管肺炎。

（二）治疗原则

1.抗菌治疗

及早使用有效抗菌药物是治愈的关键。社区获得性肺炎克雷白杆菌肺炎一般首选头孢菌素，第二代、第三代头孢菌素均有较好疗效，也可联合氨基糖苷或氟喹诺酮类。如头孢噻肟钠或头孢他啶静滴合并阿米卡星或妥布霉素肌注或静滴。但对于院内获得性克雷白杆菌肺炎，该菌多产生于超广谱β–内酰胺酶（ESBLs），因此可能对所有头孢菌素类都耐药。对于产ESBLs的肺炎克雷白杆菌，可选用β–内酰胺抗生素／β–内酰胺酶抑制剂（哌拉西林／他唑巴坦）或碳青霉烯类抗菌药物治疗，或根据药敏试验结果来选择其他抗菌药物。

由于感染易于复发，抗菌药物治疗至少持续2～3周，主要取决于X线和临床治疗反应。对于肺脓肿和脓胸的治疗应持续4～6周或更长时间。

2.支持治疗

肺炎克雷白杆菌肺炎患者一般病情危重，应给予吸氧，排痰等对症处理，必要时可给予机械通气辅助呼吸治疗等。

3.并发症的防治

并发症包括脓胸、气胸、慢性肺炎、感染性休克及脑膜炎，应给予积极防治。重症多有肺组织损伤，慢性病例有时需行肺叶切除。

4.预后

本病预后较差，因其多为院内感染，并且对多种抗菌药物耐药，治疗棘手。在有效抗菌药物治疗前，其病死率为50%～97%，强有力抗菌药物治疗后仍有20%～50%死亡。血源性感染者病死率高达80%。当混有其他革兰阴性菌感染时，预后更差。

5.预防

（1）医务人员应严格执行无菌操作及消毒与隔离制度。

（2）保护患者胃部酸性屏障。

四、铜绿假单胞菌肺炎

铜绿假单胞菌肺炎是由铜绿假单胞菌（又称绿脓杆菌）引起的肺部炎症。铜绿假单胞菌是一种条件致病菌，在正常人皮肤、呼吸道和肠道均存在。铜绿假单胞菌肺炎常发生于免疫功能低下或有基础疾病的患者，是一种严重而又常见的医院获得性肺炎，治疗棘手，病死率很高，已成为临床肺部感染中的一大顽症。

（一）诊断要点

1.临床表现

（1）常为医院内感染。多见于原有慢性心肺疾病，长期使用抗菌药物、肾上腺糖皮质激素、抗癌药物及免疫功能低下的患者，或有应用呼吸机、雾化器的治疗史。起病可急可慢，有的呈隐匿起病。重症者全身中毒症状明显，寒战、高热，体温波动大；部分患者伴相对缓脉，咳嗽，咳大量黄脓痰；典型者咳翠绿色脓性痰，呼吸困难、进行性发绀。严重可出现呼吸衰竭、周围循环衰竭、意识障碍。

（2）体检体征不典型。肺部可闻及湿性啰音。部分患者可并发脓胸。

2.辅助检查

（1）外周血白细胞计数轻度增高，中性粒细胞增多不明显，可有核左移或胞质内出现中毒颗粒。血生化可出现低钾、低钠、低氯。

（2）痰涂片可见成对或短链状排列的革兰氏阴性杆菌，并经培养及生化试验鉴定为铜绿假单胞菌，或连续3次以上痰培养阳性，且药敏试验相同，估计为同一株铜绿假单胞菌时才有助于诊断。痰培养为铜绿假单胞菌，不一定是铜绿假单胞菌感染，而可能是定植，尤其是在长期建立人工气道的患者。血、胸腔积液培养可阳性。

（3）胸部X线检查多为弥漫性双侧支气管肺炎，可累及多个肺叶。病变呈结节状浸润，后期可融合成直径更大的模糊片状实变阴影，其间可见小透亮区并可有多发性小脓肿，以下叶常见。少数患者可有胸腔积液征象。

（二）治疗原则

1.抗菌治疗

轻症患者可单独选用抗菌药治疗；重症患者可联合用药。一旦获得细菌学培养及药敏试验结果后，可据此调整用药。

铜绿假单胞菌耐药情况比较严重，建议选用如下抗菌药物治疗：首选氨基糖苷类、抗假单胞菌β-内酰胺类（哌拉西彬他唑巴坦、替卡西林/彬克拉维酸、美洛西林、头孢他啶、头孢哌酮／舒巴坦钠等）及氟喹诺酮类（氧氟沙星、左氧氟沙星、环丙沙星，其中环丙沙星敏感性最高）。替代：氨基糖苷类，可联合氨曲南、亚胺培南、美罗培南。

抗菌治疗的疗程根据病情严重程度、基础疾病而定，一般疗程3～4周。

2.其他治疗

铜绿假单胞菌肺炎多见于院内感染，合并基础疾病及重症患者较多。因此除抗感染治疗外，还应加强营养支持及其他各项对症治疗措施。

3.预后

本病预后差，病死率高。目前文献报道病死率多在50%～81%。

4.预防

（1）严格执行各项操作和规章制度，切断交叉感染的途径。

（2）加强对昏迷患者口咽部护理，必要时可定期用2%多黏菌素软膏涂布颊部和口咽部黏膜，以防铜绿色假单胞菌上呼吸道感染。

（3）严格消毒医用器械，包括人工呼吸器、雾化器、气管插管等。

（4）合理使用广谱抗生素，严格掌握使用皮质激素的指征。

133

五、军团菌肺炎

军团菌肺炎是嗜肺军团菌引起的以肺炎表现为主，可能合并肺外其他系统损害的感染性疾病，是军团菌病的一种临床类型。军团菌肺炎在非典型肺炎中是病情最重的一种，未经有效治疗者的病死率高达45%。目前已发现军团菌有50种70个血清型，接近50%已经证明对人类有致病性。中国曾发现有小规模流行，几乎在全国各省市都有散发病例报道。军团菌为水源中常见的微生物，暴发流行多见于医院、旅馆、建筑工地等公共场所。吸烟、患有慢性肺疾病和免疫低下是发生军团菌肺炎的3大危险因素。

（一）诊断要点

1.临床表现

军团菌肺炎除有高热、寒战、咳嗽等表现外，尚伴有全身其他系统的表现：如20%患者可有相对缓脉；25%患者可有恶心、呕吐和水样腹泻；25%～50%患者有蛋白尿、30%有血尿；半数患者有低钠血症；严重者有神经精神症状，如感觉迟钝、谵妄，并可出现呼吸衰竭和休克。

本病的临床症状无特异性，但某些线索有提示作用：①持续高热超过40℃；②痰革兰染色可见较多中性粒细胞而细菌很少；③低钠血症；④对β内酰胺类药物治疗无效。当临床肺炎患者出现上述情况时，应考虑军团菌感染的可能。

2.影像学检查

胸部X线检查主要表现为迅速进展的非对称性、边缘不清的肺实质性浸润阴影。约30%的患者可见胸腔积液。

3.诊断标准

（1）临床表现：发热、寒战、咳嗽、胸痛等呼吸道感染症状。

（2）X线胸片具有浸润性阴影或胸腔积液。

（3）呼吸道分泌物、痰、血或胸腔积液在活性炭酵母浸液琼脂培养基（BCYE）或其他特殊培养基培养有军团菌生长。

（4）呼吸道分泌物直接荧光法（DFA）检查阳性。

（5）血间接荧光法（IFA）：前后2次检测抗体滴度呈4倍或以上增高，达1∶128或以上。血试管凝集试验（TAT）：前后2次检测抗体滴度呈4倍或以上增高，达1∶160或以上。微量凝集试验（MAA）：前后2次检测抗体滴度呈4倍或以上增高，达1∶64或以上。

凡具有（1）、（2）项，同时以具有（3）、（4）、（5）项中任何一项者，诊断为军团菌肺炎。

（二）治疗原则

临床可用于治疗军团菌肺炎的药物，首选大环内酯类或氟喹诺酮类，四环素类、利福平等也有效。

1.大环内酯类

①阿奇霉素：500mg，每日1次静脉滴注或口服。②红霉素：500mg静脉滴注，每6小时1次，常见副作用有胃肠道反应、静脉炎、可逆性耳聋、Q-T间期延长。

2.氟喹诺酮类

①左氧氟沙星：500mg，静脉滴注或口服，每日1次。②吉米沙星：0.32g，口服，每日1次。③莫西沙星：400mg，每日1次，口服或静脉滴注。

次选抗感染药物包括多西环素、克拉霉素、米诺环素、SMZ-TMP等，或者上述喹诺酮类+利福平或阿奇霉素。但当喹诺酮联合大环内酯类药物治疗时需警惕心脏电生理异常的潜在风险。

六、支原体肺炎

支原体有100多种，与人类疾病关系最大的有三种支原体，即肺炎支原体、人型支原体和解脲支原体。肺炎支原体是明确的人类病原体；人型支原体和解脲支原体一般认为是机会性感染病原体。我国有关社区获得性肺炎的流行病学调查中，肺炎支原体肺炎是重要的致病源。

（一）诊断要点

1.临床症状

肺炎支原体肺炎的突出症状是干咳或刺激性咳嗽。发热，有时可伴有畏寒，但很少有寒战。有些患者可有肺部以外的并发症，如皮疹、心包炎、溶血性贫血、关节炎、脑膜脑炎和外周神经病变。

2.影像学检查

X线显示双肺斑片状浸润影，中下肺野明显，有时呈网状、云雾状，而且多变。仅有5%～20%的肺炎支原体感染者有胸膜渗出。肺炎支原体肺炎有时表现为X线胸片与临床症状不相符，X线胸片表现重而临床症状轻。

3.病原学检查

（1）培养肺炎支原体较为困难，需要特殊营养培养基，且生长需要4～24天。急性感染后数个月内上呼吸道仍可排出肺炎支原体，故培养阳性并不能确定就是急性感染。

（2）间接血凝抗体试验。主要是IgM，晚期可见IgG。间接血凝抗体阳性可保持1年以上。抗体阳性是支原体感染的指标，但阴性时不能排除支原体感染。酶联免疫吸附试验（ELISA）检测血清抗体有重要诊断价值。

（3）急性期、恢复期双份血清进行抗体测定。补体结合试验：起病10天后出现，恢复期效价1∶64或以上，或恢复期抗体效价与前相比有4倍或以上升高，有助于确诊。

（4）冷凝集反应。效价1∶32或以上为阳性，肺炎支原体感染时有30%～80%的阳性率，感染后第1周末或第2周初效价上升，第4周达高峰，此后下降。但其他感染和非感染性疾病也可以引起升高，应注意鉴别。

4.鉴别诊断

（1）细菌性肺炎。临床表现较肺炎支原体肺炎重，X线肺部浸润阴影也更

135

明显，且白细胞计数及中性值一般明显升高。

（2）病毒性肺炎。如流感病毒性肺炎发生在流行季节，起病较急，肌肉酸痛明显，可能伴有胃肠道症状。腺病毒肺炎多见于军营，常伴有腹泻。

（3）军团菌肺炎和肺炎衣原体肺炎。临床鉴别诊断较为困难，应通过病原学加以鉴别。

（二）治疗原则

1.抗菌药物

临床可用于肺炎支原体肺炎治疗的药物有大环内酯类、氟喹诺酮类、四环素类、红霉素和四环素等。

（1）首选大环内酯类。①红霉素：250～500mg，口服，每6～8小时一次或1～2g分次静脉滴注，疗程2～3周。②阿奇霉素：500mg，每日1次口服或静脉滴注。因半衰期长，连用5天后停2天再继续，疗程一般为10～14天。③罗红霉素：150mg，每日2次，疗程常为10～14天。

（2）氟喹诺酮类。①左氧氟沙星：500mg，每日1次口服或静脉滴注。②莫西沙星：400mg，每日1次口服或静脉滴注，疗程常为7～14天。

（3）四环素类。①多西环素：首剂200mg口服，后继以100mg口服，每日2次。②米诺环素：100mg，口服，每日2次。

（4）红霉素和四环素。虽然有效，但用药后痰内肺炎支原体仍可持续存在达数月之久，约10%肺炎可复发，故少数症状迁延，肺阴影反复发生者，应延长抗菌药物疗程，或换用另一种抗生素。

2.对症治疗

镇咳药物，化痰药物，雾化吸入治疗。

3.其他

发生严重肺外并发症，给予相应处理。

七、衣原体肺炎

衣原体属，包括4种衣原体，即沙眼衣原体、鹦鹉热衣原体、肺炎衣原体和家畜衣原体。沙眼衣原体引起人类沙眼、包涵体性结膜炎、非淋球菌尿道炎、宫颈炎等；鹦鹉热衣原体引起人类的鹦鹉热，表现为呼吸道感染或以呼吸系统为主的全身性感染；肺炎衣原体和家畜衣原体尚无引起人类疾病的报道。血清流行病学调查显示，人类的肺炎衣原体感染是世界普遍性的，成人有一半以上感染过肺炎衣原体，即血清存在肺炎衣原体特异性IgG抗体。

（一）诊断要点

1.病史

追问鹦鹉、家禽、鸟类饲养或接触史。

2.临床症状

衣原体肺炎的症状无特异性，有时表现为无症状，有时症状较重，表现为发热、咳嗽等。有些患者可出现喘息或哮喘，成人肺炎患者多较严重，可发生呼吸衰竭。

3.影像学检查

X线检查显示双肺片状浸润，胸膜渗出不常见。鹦鹉热衣原体肺炎患者肺内阴影吸收缓慢，有报道治疗7周后尚有50%的患者病灶不能完全吸收。

4.病原学检查

（1）微生物学培养。肺炎衣原体培养需要通过细胞培养，细胞内包涵体在72小时以后出现，可通过特异性荧光抗体检测加以证实。

（2）微量免疫荧光法。IgG≥512和（或）IgM≥1：32，在排除类风湿因子影响后提示近期感染。

（3）急性期恢复期。（发病后第2～3周）双份血清进行抗体测定后者抗体效价与前者相比有4倍或以上升高，有助于确诊。

（二）治疗原则

1.抗菌药物

（1）首选四环素类或大环内酯类。①多西环素：首剂200mg，以后100mg，口服，每日2次。②红霉素：500mg，口服，每6小时一次。疗程均为3周，复发者可进行第2疗程。③阿奇霉素：在细胞内半衰期更长，胃肠道副作用小，逐渐取代红霉素的治疗。首剂500mg，每日1次，以后4天每次250mg，每日1次口服。④罗红霉素：150mg，每日2次。疗程常为21天。

（2）氟喹诺酮类。对肺炎衣原体也有效。

2.其他

注意隔离和对症治疗。

137

八、病毒性肺炎

病毒是引起呼吸道感染的常见病原体，病程通常为自限性。病毒性肺炎患者多为婴幼儿、免疫功能缺陷的患者和老年人，健康成人少见。引起病毒性肺炎的病毒有：①原发性引起呼吸道感染的病毒，包括流感病毒、呼吸道合胞病毒、副流感病毒、麻疹病毒、鼻病毒、冠状病毒、腺病毒。②机会性引起呼吸道感染的病毒，包括巨细胞病毒、水痘-带状疱疹病毒、单纯疱疹病毒和EB病毒。病毒性肺炎的临床表现和X线影像学改变无特异性。上呼吸道感染后咳嗽加重和进行性呼吸困难提示肺炎的发生。病毒性肺炎的诊断依靠流行病学、影像学特征，排除细菌、支原体和衣原体等其他病原体引起的肺炎。病原学检查包括病毒分离、血清学检查、病毒及病毒病原检测，是确诊的依据。本节重点介绍见于成人的病毒性肺炎，包括流感病毒肺炎、单纯疱疹病毒肺炎、巨细胞病毒肺炎及新型冠状病毒肺炎。

（一）流感病毒肺炎

1.诊断要点

（1）流行病学

在流感流行季节，会出现一个单位或地区发生大量上呼吸道感染患者，或医院门诊、急诊上呼吸道感染患者明显增加。流感病毒是成人病毒性肺炎最常见的病因。

（2）临床表现

单纯的原发性病毒性肺炎少见，易累及有心脏病的患者，尤其是二尖瓣狭窄的患者。常表现为持续高热，进行性呼吸困难，肺部可闻及湿性啰音。少数病例病情进展迅速，出现休克、心力衰竭、急性呼吸窘迫综合征（ARDS）、多脏器功能障碍综合征。患者原有的基础疾病亦可被诱发加重，呈现相应的临床表现。X线胸片显示双肺弥漫性间质性渗出性病变，重症者两肺中、下野可见弥漫性结节性浸润，少数可有肺实变。抗生素治疗无效。患者常因心力衰竭或呼吸衰竭死亡。

（3）病原学检查

①病毒特异抗原及其基因检查。取患者呼吸道标本，采用免疫荧光或酶联免疫法检测甲型、乙型流感病毒型特异的核蛋白（NP）或基质蛋白（M1）及亚型

特异的血凝素蛋白。RT-PCR法检测编码上述蛋白的特异基因片段。

②病毒分离。从患者呼吸道标本中分离到流感病毒。

③将呼吸道标本接种到马达犬肾细胞过夜增殖后，进行病毒特异抗原及其基因检查。

④血清学检查。急性期（发病后7天内采集）和恢复期（间隔2～3周采集）双份血清进行抗体测定，后者抗体效价与前者相比有4倍或以上升高，有助于确诊。

2.治疗原则

（1）及早应用抗流感病毒药物治疗。抗流感病毒药物治疗只有早期（起病1～2天内）使用，才能取得最佳疗效。①离子通道M阻滞剂包括金刚烷胺及金刚乙胺，对甲型流感病毒有活性。金刚烷胺：成人100mg，每日2次。65岁及以上老人每天不超过100mg；金刚乙胺：成人100mg，每日2次。65岁及以上老人每天100mg或200mg。肌酐清除率≤50mL／min时酌情减少用量，必要时停药。②神经氨酸酶抑制剂能有效治疗和预防甲型、乙型流感。奥司他韦75mg，每天2次，连服5天，应在症状出现2天内开始用药。肾功能不全的患者肌酐清除率<30mL／min时，应减量至75mg，每天1次。

（2）要注意流感病毒肺炎可能同时合并有细菌性肺炎，根据情况选用相应的抗菌药物。

（3）重症流感病毒肺炎合并呼吸衰竭时应给予呼吸支持，首选无创正压通气。

（4）合并休克时给予相应抗休克治疗。出现其他脏器功能损害时，给予相应支持治疗。

（5）中医中药辨证治疗。

（二）单纯疱疹病毒肺炎

1.诊断要点

（1）成人单纯疱疹病毒肺炎

主要见于免疫功能缺陷患者，如骨髓抑制及实体脏器移植应用免疫抑制剂的患者，一般发生在移植后的2个月内。咳嗽和呼吸困难是最常见的症状，大多数患者有发热，胸部X线表现为多灶性浸润病变，常伴有口腔和面部疱疹。严重者有低氧血症。

（2）病原学检查

①病毒分离是诊断单纯疱疹病毒感染的主要依据。②通过支气管镜毛刷、灌洗和活检取得下呼吸道样本进行细胞学和组织学检查，发现多核巨细胞和核内包涵体有助于诊断。③抗体检测有助于原发性感染的诊断，对复发性感染的诊断价值不大。

2.治疗原则

阿昔洛韦和阿糖腺苷对单纯疱疹病毒感染有效，首选阿昔洛韦。免疫缺陷者单纯疱疹病毒感染时，阿昔洛韦的剂量为5mg／kg，静脉注射为8～12小时一次，根据肾功能调整剂量，疗程至少7天。

（三）巨细胞病毒肺炎

1.诊断要点

成人巨细胞病毒（CMV）肺炎多发生于器官移植后数月内。

（1）体温超过38℃，持续3天以上。

（2）干咳、呼吸困难及低氧血症进行性加重。

（3）X线胸片或CT有磨玻璃影伴结节影及斑片状渗出等改变。

（4）病原学检测阳性肺泡灌洗液分离到CMV病毒；酶联免疫吸附法（ELISA）检测血清中CMV IgM阳性；定量CMV–DNA含量≥10^4／mL基因拷贝数；CMV pp65抗原阳性。

（5）细菌、真菌、支原体、衣原体、肺孢子菌及结核菌等检查均为阴性。

2.治疗原则

（1）调整或停用免疫抑制剂。

（2）抗病毒治疗。首选更昔洛韦。①诱导期：静脉滴注5mg／kg，每12小时1次，每次静滴1小时以上，疗程14～21天，肾功能减退者剂量应酌减。②维持期：静脉滴注5mg／kg，每日1次，静滴1小时以上，维持期的时间应根据患者的病情。与CMV免疫球蛋白联用可提高疗效。阿昔洛韦、阿糖腺苷或干扰素的疗效不确切。

（3）根据病情甲泼尼龙40～80mg静脉注射，每天1～2次。

（4）可应用免疫球蛋白。

（5）合并呼吸衰竭时应给予呼吸支持，首选无创正压通气。

第二节　肺真菌病

肺真菌病属于深部真菌感染，占内脏真菌感染的首位，为50%～60%，可由条件致病真菌或原发性致病真菌所致。条件致病真菌是宿主的正常菌群成员，主要包括：念珠菌、曲霉菌、毛霉菌、隐球菌等。条件致病真菌只有当宿主的抵抗力降低（特别是细胞免疫力降低）才可致病。原发性致病真菌在正常体内并不存在，主要有：组织胞浆菌、球孢子菌、芽生菌和马尔尼菲青霉菌等。一般经肺入侵，引起的症状并不明显，有自愈倾向，只有少数患者可发展为急慢性感染，或引起全身播散，严重者可引起死亡。

一、肺念珠菌病

念珠菌包括白念珠菌、光滑念珠菌、近平滑念珠菌、热带念珠菌、克柔念珠菌、季也蒙念珠菌和葡萄牙念珠菌等，广泛存在于自然界，还是人体正常菌群，常寄生于人类皮肤、口腔、上呼吸道、胃肠道和阴道等处。因此，念珠菌病多为机会（条件）致病，常可侵入下呼吸道而迅速繁殖生长致病。除呼吸道外，还可侵入血循环引起血行播散，致心内膜、中枢神经、泌尿系统等器官感染。

141

（一）诊断要点

1.临床表现

（1）根据病情和发展情况不同，可分为以下两种类型。

①支气管炎型：咳嗽、咳痰，阵发性刺激性咳嗽，痰量多时为白色泡沫塑料状稀痰，痰稠如干浆糊，偶有血丝痰，多不发热。

②肺炎型：咳白色泡沫黏痰或呈胶胨状且黏稠易拉长丝，偶有咯血，可伴有呼吸困难、胸痛等。全身症状主要表现为原因不明的发热，抗菌治疗无效或者症状好转后再次出现发热，尤其是伴有中性粒细胞减少时。常伴有鹅口疮、皮疹、肌肉酸痛，严重感染时可伴有休克、急性呼吸窘迫综合征及神经精神症状。

（2）体征

往往较少部分患者口咽部可见鹅口疮或散在白膜，早期肺部常无明显异常体征，双肺呼吸音粗，可有干鸣音，少数可闻湿啰音。肺实变时叩诊呈浊音、语颤、语音增强，有支气管呼吸音。重症患者出现急性病容，呼吸急促，病变广泛时可出现发绀。

2.辅助检查

（1）气道分泌物培养

上气道念珠菌定植常见。气道分泌物，包括痰和支气管肺泡灌洗液（BALF）培养阳性不能作为肺部侵袭性感染的证据。怀疑念珠菌肺炎的患者在呼吸道标本检测的同时应做血液真菌培养，若血培养分离出念珠菌与呼吸道分泌物培养结果相一致，则有助于肺念珠菌病并发念珠菌血症的诊断。

（2）1，3-β-D-葡聚糖（G试验）

可作为早期临床诊断肺部念珠菌感染的微生物学依据，在临床实践中必须连续动态检测，据此制定相应的治疗方案及对治疗效果作出判断。

（3）影像学表现

肺念珠菌病的影像表现多种多样，无特异性。支气管炎型X线常有双肺中下野肺纹理增粗。肺炎型可见两肺中、下野呈弥漫性点片状阴影，有时融合成较大斑片阴影或广泛的实变阴影，可形成空洞，偶并发渗出性胸膜炎。少数患者影像学表现为肺间质性病变，胸部CT可以提高检查的阳性率，但同样没有特异性。

（4）组织病理学检查

组织病理学检查是诊断肺念珠菌病的金标准。经皮肺穿刺活检或经支气管镜黏膜活检和肺活检，直接取得肺组织标本做病理学检查和特殊染色，可以明确是否为肺念珠菌病。

（二）治疗原则

1.轻症患者

轻症患者，给予消除诱因（如广谱抗生素、激素、免疫抑制剂，以及体内放置的导管），治疗原发病和提高免疫功能后，多可自行缓解。呼吸道分泌物分离出念珠菌通常为定植，一般不需要抗真菌治疗。

2.肺念珠菌病药物治疗遵循的原则

（1）对于确诊肺念珠菌病的患者应尽快进行抗真菌治疗。对于存在肺念珠菌病危险因素，临床有不明原因发热和肺部出现新的浸润阴影的重症患者，无论有无病原学依据，都应考虑经验性抗真菌治疗，特别是合并血流动力学不稳定者更应采取积极的抗真菌治疗策略，治疗可选择棘白菌素类药物、氟康唑或两性霉素B。

（2）非中性粒细胞减少患者的治疗原则。血流动力学稳定且未曾使用三唑类药物的患者首选氟康唑[剂量6mg／（kg·d）]或棘白菌素类药物；对于合并念珠菌血症或已使用过三唑类药物的中重度患者首选棘白菌素类药物（如卡泊芬净、米卡芬净、阿尼芬净），病情缓解或血培养转阴后可序贯氟康唑治疗，光滑念珠菌或克柔念珠菌感染序贯治疗应选用大剂量氟康唑[剂量12mg／（kg·d）]或伏立康唑[剂量6～8mg／（kg·d）]；如果对上述药物耐药或不能耐受时可选用两性霉素B。

（3）中性粒细胞减少患者的治疗原则。首选棘白菌素类药物或两性霉素B，血流动力学稳定且没有使用过唑类者可选用氟康唑[剂量6mg／（kg·d）]。考虑同时覆盖霉菌感染时应选择伏立康唑[剂量6～8mg／（kg·d）]。克柔念珠菌感染可选择棘白菌素类药物、两性霉素B或伏立康唑。

（4）合并中枢神经系统感染。初始治疗选择脂质体两性霉素B[剂量5mg／（kg·d）]联用氟胞嘧啶（剂量25mg／kg，每日4次），序贯应用氟康唑治疗[剂量6～12mg／（kg·d）]。

（5）疗程。初始抗真菌治疗疗程为2周，序贯治疗应持续至症状消失，或支气管分泌物真菌培养连续2次阴性，或者肺部病灶大部分吸收、空洞闭合。

二、肺曲霉菌病

肺曲霉菌包括烟曲菌、黄曲菌、黑曲菌、白曲菌、棒曲菌、灰绿曲菌、土曲菌、构巢曲菌和聚多曲菌等。肺曲霉菌广泛存在于自然界，空气中到处有其孢子，大量吸入时可能引起肺曲霉菌病。本病是常见的机会性真菌感染，仅次于念珠菌。

（一）诊断要点

1.临床表现

肺曲霉菌病按临床表现分为5种不同的类型：

（1）变应性支气管肺曲霉病（ABPA）

由曲霉菌引起的一种慢性气道变态反应性疾病，以哮喘、血清总IgE和曲霉菌特异性IgE（IgG）升高、曲霉抗原皮试速发反应阳性、中心型支气管扩张等为特征。

（2）腐生型肺曲霉病（肺曲菌球）

为曲霉菌丝繁殖在肺原有空腔病变中形成的团块球状物，常继发于支气管囊肿、支气管扩张、肺脓肿和肺结核空洞、癌性空洞等病变。常有刺激性咳嗽，反复咯血，甚至发生威胁生命的大咯血，但也可无任何症状。曲菌球可增大、缩小、消失，也可演变为侵袭性或半侵袭性，故亦需适当治疗。

（3）慢性坏死性肺曲霉菌病（亚急性侵袭性肺曲霉菌病）

1982年宾德（Binder）首先提出它是一个独立的疾病，能局部侵袭肺组织，多见于肺部基础疾病患者，常伴有免疫功能低下，影像学可见空洞或曲霉球形成、空洞周围浸润影、胸膜增厚等，一般病程3个月以上，肺功能进行性恶化，临床容易误诊为肺结核。

（4）侵袭性肺曲霉病（IPA）

发生于免疫功能正常者，谓之原发性IPA，多因职业关系长期暴露于大量曲霉菌孢子的环境中吸入过量的曲霉菌孢子，超过机体防御能力时发病。继发性IPA常发生于全身情况差、免疫功能低下，如粒细胞缺乏、血液系统恶性肿瘤、造血干细胞移植、实体器官移植、先天或获得性免疫功能缺陷、接受广谱抗生素、肿瘤放化疗及糖皮质激素治疗的患者，病情往往十分严重，典型表现为发热、咳嗽、咳黏液脓性痰及血性痰、胸痛、呼吸困难等，对血管侵袭性很强，咯血被认为是本病最普遍的症状；严重者可引起血栓形成，导致急性坏死性化脓性肺炎，也可侵入胸膜引起胸膜炎及脓胸。一旦致病，发展迅速，为曲霉菌中致病力最强的一型。

（5）脑病

肺曲霉菌可以通过血液播散至其他器官，其中以脑最常见，可引起癫痫、脑梗死、颅内出血、脑膜炎和硬膜外脓肿等。此外，还可累及心脏、骨关节、眼、皮肤、食管、胃肠道、腹膜、肝脏、肾、甲状腺等，并引起相应症状。

2.辅助检查

（1）气道分泌物涂片及培养

痰涂片及培养是确诊肺曲霉菌病的可靠依据，但痰中找到菌丝或孢子不一定就是肺曲霉菌病。若多次培养阳性，则有助于诊断。因IPA患者痰检阴性率高达70%，建议采用支气管肺泡灌洗液（BALF）涂片或对周围性浸润性病变行穿刺做组织培养均有助于发现病原体。

（2）抗原半乳甘露聚糖（GM试验）

血清及BALF GM试验对IPA早期诊断具有重要价值，尤其是血液系统恶性肿瘤和造血干细胞移植患者（敏感性70%），但在实体器官移植、合并慢性肉芽肿性疾病患者及无咯血的曲菌球、慢性曲霉菌感染患者中敏感性偏低。ELISA法检测血清GM指数（GMI）的诊断阈值为0.5，GMI超过2时死亡风险增加近5倍；BALF GMI诊断阈值尚未确定，诊断阈值越高敏感性越低。连续血清GM检测（每周1次）可用于评估疗效，GMI持续降低提示治疗反应良好。应用β-内酰胺类抗生素（如哌拉西林／他唑巴坦）等药物可引起假阳性反应。GM试验阴性不能排除镰刀霉、接合菌和着色真菌的感染。

（3）G试验

可用于多种真菌感染的诊断，包括念珠菌、镰刀霉、卡氏肺孢子菌和曲霉菌等，对曲霉菌感染诊断特异性差，应用某些头孢菌素、碳氢酶烯抗生素也可导致假阳性，因此在免疫抑制患者中应用价值较大。

（4）曲霉菌特异性IgG抗体

慢性坏死性肺曲霉菌病常明显增高。

（5）PCR检测

敏感性高于真菌培养，但由于曲霉菌常在肺内定植，导致特异性明显降低，但PCR检测阴性预计值超过95%，对IPA除外诊断均有重要意义，因此PCR的诊断价值尚未明确，应联合临床表现及其他检测手段。

（6）影像学表现

X线胸片敏感性较低，早期改变缺乏特征性。常见表现有结节影，胸膜下肺浸润；后期出现肺空洞性病变和含气新月体；胸腔积液很少见。胸部CT具有较高诊断价值，典型表现为：①多发结节影。②晕轮征：中心密度较高而周围密度较低的阴影。③新月征：在块影的偏上方有新月状透光区。④病变基底靠近胸壁的楔形阴影，中心有空洞，胸膜渗出或任何新的肺内病变。

（7）气管镜检查

怀疑IPA应尽早行气管镜检查，BALF应同时进行真菌培养、组织细胞学检查及GM检测。

（8）组织病理学检查

通过胸腔镜或开胸肺活检取得肺组织获得组织学诊断仍然是诊断IPA的金标准。镜下可见侵袭肺组织的菌丝粗细一致，菌丝有许多横隔，常分支、呈锐角，常呈定向排列。活检的组织标本曲霉菌培养阳性。

（二）治疗原则

（1）侵袭性曲霉病的预后差，病死率高，对于高度怀疑IPA的患者，在进行诊断性评估的同时，尽早开始抗真菌治疗。早期诊断和早期治疗能明显改善IPA的预后。近年来，临床专家提出侵袭性真菌感染的治疗策略，分为预防性治疗、经验性治疗和针对性治疗（目标治疗）。

（2）侵袭性肺曲霉病和播散型曲霉菌病的治疗。首选伏立康唑、两性霉素B及艾沙康唑。棘白菌素类一般不作为首选药物，除非患者不耐受唑类及多烯类药物。不推荐联合用药作为初始治疗，在个别患者中可考虑补救治疗时在当前治疗的基础上另外添加抗真菌药物，或者联用不同种类抗真菌药物（如伏立康唑和棘白菌素类的联用）。成功治疗IPA的关键在于免疫抑制状态的逆转（如皮质激素用量的减少或停用）或粒缺的纠正，抗真菌治疗疗程至少6～12周，免疫抑制状态持续存在应在IPA治愈后进行预防治疗。

（3）预防治疗。患者处于免疫抑制状态[如长时间粒缺（>10天）、GVHD治疗期间、长期或大剂量糖皮质激素]时推荐选用泊沙康唑、伏立康唑、米卡芬净、卡泊芬净及伊曲康唑预防真菌感染。

（4）经验性治疗。长时间粒缺伴有发热、应用广谱抗生素无效的患者建议经验性抗真菌治疗，推荐选用两性霉素B、棘白菌素类药物或伏立康唑。

（5）慢性坏死性肺曲霉菌病。口服伊曲康唑、伏立康唑，泊沙康唑作为二线用药，疗程6个月以上，治疗失败或唑类耐药可应用两性霉素B、棘白菌素类药物；疾病持续进展需延长用药时间，甚至终生服药；反复咯血、唑类耐药烟曲霉菌感染、治疗反应差的可考虑外科手术切除病变组织。

（6）曲菌球反复咯血、病变与大血管或心包相邻、单个病灶引起的咯血及病变侵及胸腔或肋骨时，外科切除曲霉菌感染组织可能是有效的。手术有禁忌者可全身和局部并用抗真菌药物。

（7）治疗原发病，应尽力减少诱发因素的影响，对肺结核、慢性支气管炎、支气管哮喘、支气管扩张等原发病应予积极治疗。同时还应注意加强支持疗法，提高免疫功能。

三、肺隐球菌病

肺隐球菌病是由隐球菌引起的肺部感染，它可以单独存在于肺，也可以是全身播散性隐球菌感染的肺部表现。隐球菌属有37个种和8个变种，但致病菌主要是新型隐球菌，该菌广泛存在于土壤与鸽粪中。对于免疫功能正常的宿主，肺隐球菌病可以仅有影像学异常，而无症状。但对于免疫抑制状态，如恶性肿瘤的放疗、化疗、器官移植、获得性免疫缺陷综合征（AIDS）的患者，肺部损害通常为全身播散性隐球菌病的局部表现，偶尔还可出现严重的呼吸系统症状，甚至呼吸衰竭。

（一）诊断要点

1.临床表现

隐球菌病虽为全身性感染，但以中枢神经系统感染最为多见。肺部感染虽也多见，但常因症状不明显而被忽视，皮肤、骨骼或其他内脏的损害则较少见。

（1）肺隐球菌病在临床表现上无特异性，症状轻重不一。通常根据临床表现的轻重缓急可以分为三种情况：①无症状型。正常宿主中绝大多数的病例是在接受胸部X线透视时偶然发现的。这些患者中大部分没有任何临床症状。②慢性型。常为隐匿性起病，表现为咳嗽、咳痰、胸痛、发热、盗汗、气急、体重减轻、全身乏力和咯血。查体一般无阳性发现。③急性型。多见于AIDS患者，临床上表现为高热、显著的气促和低氧血症。

（2）体征。查体除了气促和发绀外，有时双肺可闻及细湿性啰音，极少数患者并发胸腔积液而出现相应临床体征。

（3）少见临床表现。上腔静脉阻塞、Pancoast综合征、Horner综合征、嗜酸性粒细胞性肺炎、气胸、纵隔气肿，以及累及胸壁等。肺隐球菌病可以发生全身播散，出现中枢神经系统、皮肤和骨、关节症状，肾、肾上腺、肝、脾、淋巴结、肌肉、胰腺、前列腺等的隐球菌病常为全身性感染的一部分，均较少见。

2.辅助检查

（1）血液学检查。白细胞计数可以正常，也可轻度或中度增高，部分患者血沉可加快及C反应蛋白升高，中后期可出现血红蛋白及红细胞数减少。G实验阴性。

（2）脑脊液检查。70%的脑膜炎患者脑脊液压力增加，一般为200～400mmH$_2$O，外观清澈、透明或微混。白细胞计数轻至中度增多，少数可超过500／mm^3，常以淋巴细胞占优势。蛋白含量呈轻至中度增高，糖定量和氯化物含量轻至中度减低。病原学检查墨汁染色涂片阳性率可达85%以上。

（3）呼吸道标本。传统的真菌镜检和培养是肺部隐球菌感染诊断的重要依据，但痰培养和涂片阳性率一般低于25%。

（4）免疫学试验。抗体检测特异性不强，假阳性率高，临床价值不高。临床常用的是乳胶凝集试验检测新型隐球菌荚膜多糖抗原，是一种简便、快捷而有效的诊断方法。抗原滴度超过1∶4提示有隐球菌感染，滴度越高对于诊断的价值越大。患者体内若存在类风湿因子，则可出现假阳性。

（5）影像学表现。变化多样，且非特异性，可有如下几种表现：①结节或团块状损害。可为单个或多个，也可以为单侧或双侧，常位于胸膜下，结节大小不一，直径为1～10cm。边界可以清楚锐利，也可模糊或带有小毛刺。这种表现主要见于免疫功能正常的患者。②肺实质浸润。可以为单侧性或双侧性，这种表现绝大多数见于免疫功能低下的宿主，合并有急性呼吸衰竭的患者或AIDS患者在X线上通常都为这种表现。③空洞性病变。空洞内壁一般较光滑，局灶性空洞是隐球菌性肺炎的放射学特征之一。④胸腔积液：常伴随胸膜下结节，以免疫功能低下的宿主多见。⑤肺门淋巴结肿大。表现与肺门淋巴结结核相似，但一般没有钙化。⑥间质性改变。少数患者可表现为磨玻璃样改变和微小结节性损害，与粟粒型肺结核很相似。

（6）组织病理学检查。如标本取自肺穿刺活检或细针抽吸或经支气管镜防污染毛刷标本，镜检和（或）培养出新型隐球菌则具有诊断价值。

（二）治疗原则

1.药物治疗

肺隐球菌病的危险不在于肺部病变本身，而是有可能发生于全身播散，特别是引起中枢神经系统的感染。因此，对肺隐球菌病患者，必须首先就机体免疫状态和有无全身播散进行评估，然后根据呼吸系统症状的轻重程度进行分级治疗。

（1）免疫功能正常的肺隐球菌病患者

①症状轻度到中度，口服氟康唑400mg／d，6～12个月，氟康唑不耐受可口服伊曲康唑、伏立康唑。②重症患者，按照中枢神经系统隐球菌感染方案治疗。

（2）免疫功能低下的肺隐球菌病患者

①对肺部感染合并中枢神经系统或播散至其他脏器的感染，以及重症肺隐球菌病患者按照中枢神经系统隐球菌感染方案治疗。②呼吸道症状属于轻到中度、无弥漫性肺浸润、免疫功能轻度抑制，以及无播散的肺隐球菌病者，口服氟康唑

400mg／d，6～12个月。

（3）中枢神经系统隐球菌感染治疗方案

①初始治疗（包括诱导和巩固治疗）：首选两性霉素B脱氧胆酸0.7～1mg，或两性霉素B脂质体3～4mg／（kg·d），或两性霉素B脂质复合物5mg／（kg·d）联用氟胞嘧啶100mg／（kg·d），2～4周，然后口服氟康唑400～800mg／d，至少8周。还可选择单用两性霉素B，4～6周；或两性霉素B联用氟康唑2周，然后口服氟康唑至少8周；或氟康唑联用氟胞嘧啶口服6周；或单用大剂量氟康唑口服10～12周；或口服伊曲康唑10～12周作为替代治疗。

②维持治疗：氟康唑200mg／d口服，或伊曲康唑400mg／d口服，维持治疗6～12个月。

2.手术治疗

开胸切除病变组织能够有效治愈孤立性的肺部结节。但手术切除的主要原因往往是为了排除肺部恶性疾病。目前，除了怀疑有肿瘤的可能性以外，并不推荐手术治疗。对于肺部隐球菌病，一旦确诊，即使当时未出现中枢神经系统感染的症状，也必须进行脑脊液的常规检查，并在手术后给予足够疗程的系统抗真菌药物治疗，以免出现隐球菌性脑膜炎。

149

四、肺孢子菌病

肺孢子菌病曾被称为卡氏肺孢子菌病（PCP）。近年研究发现肺孢子菌基因及其编码的蛋白与真菌特别接近，2001年国际原生生物会议将感染人的肺孢子菌更名为伊氏肺孢子菌，又称为伊氏肺孢子菌，明确其为真菌属性。肺孢子菌感染多见于免疫缺陷症、艾滋病、器官移植、肿瘤及长期肾上腺糖皮质激素治疗等免疫低下的病人，重症病例可播散累及肝、脾、淋巴结、骨髓等。

（一）诊断要点

1.临床表现

临床表现一般分成两种类型。

（1）流行型

流行型亦称经典型或婴幼儿型。此型病人目前比较少见，发病者多为早产儿，营养不良、体质虚弱或患先天性免疫缺陷综合征的婴幼儿，高发于出生后6个月内。起病缓慢，初期出现全身不适，体温正常或轻度升高、呼吸快、干咳、进行性呼吸困难、鼻翼扇动、发绀、心动过速等表现。本型的特征是全身症状虽重，但肺部体征相对较轻。严重时呼吸困难和发绀，常因呼吸衰竭而死亡。

（2）散发型

散发型亦称现代型或儿童—成人型。患者多为成人和儿童。本型的高危人群包括艾滋病患者、器官移植术后长期接受免疫抑制剂者、接受放（化）疗的恶性肿瘤病人及因其他原因引起的体弱和免疫力下降者，其中艾滋病患者最为常见。潜伏期多为1~2个月，为亚急性或急性起病，多数患者以干咳、少痰为起病的重要临床特征，体温正常或低热，进而出现高热不退，80%有呼吸困难，伴有严重低氧血症。10%的肺孢子菌病病程呈急进性，最终可进展为呼吸衰竭，需要呼吸机治疗，未治疗者数日内死亡，病死率约为50%。体格检查肺部的体征往往轻微或呈阴性，或可闻及散在的干湿啰音，体征与疾病症状的严重程度往往不成比例，这是本病的重要特征。

2.辅助检查

（1）血液学检查

白细胞正常，少数可以偏高。乳酸脱氢酶（LDH）及血管紧张素转换酶升高。血清KL-6抗原水平升高及G试验阳性，对诊断有一定提示意义。

（2）病原学检测

确诊仍依靠检出肺孢子菌。取材可用痰液、BALF和经皮肺穿刺或开胸肺组织活检等。痰液检查简便安全，无损伤，但肺孢子菌病患者多为干咳，较难收集足量的痰液标本，检出率低，仅30%左右。诱导痰的方法可使病原体检出率达到60%~70%。经气管镜获取BALF检出阳性率可达75%。经皮肺穿刺活检阳性率约60%，开胸肺组织活检可达95%，但两种方法均对患者有一定损伤，并发症亦较多，一般不宜采用。

①细胞化学染色方法：通过细胞化学染色方法使肺孢子菌包囊和（或）滋养体着色后进行病原学检测，特异性好，操作简单，费用低廉。常用的染色方法包括六甲基四胺银（GMS）染色、甲苯胺蓝（TBO）染色、吉姆萨染色及瑞氏染色等。其中GMS和TBO染色使肺孢子菌包囊着色，菌体容易辨认，因而应用最广。荧光染色法简便易行，耗时短，是一种很有价值的肺孢子菌检测法。

②免疫学检查方法：免疫学方法近年来已开始用于检测痰液、BALF及肺活检组织中的肺孢子菌滋养体和包囊，亦用于检测血清中的肺孢子菌特异性抗体。

但假阳性和假阴性率高，同传统细胞化学染色法相比具有耗时、费用高等缺点，未能在临床上广泛开展。

③分子生物学检查方法：利用PCR的方法可检测痰液、血液、BALF中的肺孢子菌NA，但不同的标本肺孢子菌检出的阳性率和敏感性不同。虽然具有较高的敏感性和特异性，但假阳性的可能性有所增加。

（3）影像学表现

肺孢子菌病初期，胸片不易发现肺实质浸润，往往在起病1周以后肺门周边区域出现双侧、对称的细网格状间质浸润影，随感染的加重，病变由肺门向外扩展，迅速融合形成弥漫、均一的蝶状阴影，但很少累及肺尖和肺底部。10%～40%的患者X线胸片无异常改变。高分辨CT（HRCT）较普通胸片更敏感。典型的HRCT扫描示两肺弥漫对称性分布的磨玻璃影，主要分布在肺门周围，而边缘肺野及肺尖清晰。较为少见的表现为斑片状、颗粒结节状阴影及实变影，可融合成大片致密阴影。10%～35%的患者可出现双侧多发的肺气囊，严重病例可发生自发性气胸、纵隔气肿。

（二）治疗原则

1.常用的抗肺孢子菌的治疗药物

（1）磺胺甲基异噁唑–甲氧苄啶（SMZ–TMP，复方新诺明）

TMP15～20mg／（kg·d），SMZ 75～100mg／（kg·d），分3～4次口服，疗程14～21天。SMZ–TMP是目前临床最常用的防治肺孢子菌病的一线药物。对艾滋病并发肺孢子菌病的治疗有效率为80%～95%，治疗非艾滋病肺孢子菌病患者的有效率为60%～80%。主要副作用有：皮疹、口炎、胃肠反应和骨髓抑制，可有血清转氨酶、肌酐升高，偶发Ste–ven–Johnson综合征、中毒性表皮坏死松解症（TEN）等。

（2）戊烷脒

3～4mg／（kg·d），深部肌内注射；重症者静脉滴注，4mg／（kg·d），疗程14～21天。有效率60%～70%。主要不良反应有：发热、出汗、胃肠反应，肝肾功能损害，白细胞减少，低血糖，高血钾及心律失常，注射局部疼痛，肿块或脓肿形成。此药应慎用。

（3）苯胺砜

100mg／d，口服，qd，同时口服TMP。主要副作用有：溶血性贫血、高铁血红蛋白症、粒细胞减少、肝功能异常等。

（4）三甲曲沙

$1.0 \sim 1.5 mg / （kg \cdot d）$，静滴，同时加用甲酰四氢叶酸，疗程21天。主要副作用有：骨髓抑制，肝肾功能损害等。

（5）克林霉素+伯氨喹

克林霉素$400 \sim 600 mg$，静滴，$q6 \sim 8h$；伯氨喹$15 \sim 30 mg / d$，口服，qd[1]，疗程21天。主要副作用有：胃肠反应、皮疹、骨髓抑制、高铁血红蛋白血症等。

（6）阿托喹酮

$750 mg$，口服，$bid \sim tid$[2]，疗程21天。主要副作用有：胃肠道反应、皮疹、肝肾功能损害及骨髓抑制等。

2.糖皮质激素的应用

对于中度至重度HIV感染并发肺孢子菌病的患者，若$P（A-a）O_2 > 135 mmHg$或$PaO_2 \leqslant 70 mmHg$，在抗肺孢子菌治疗3天内提倡开始应用糖皮质激素，推荐方案为：①第$1 \sim 5$天，泼尼松$40 mg$，bid，口服；②第$6 \sim 10$天，泼尼松$40 mg$，qd，口服；③第$11 \sim 21$天，泼尼松$20 mg$，qd，口服。

3.全身支持疗法

肺孢子菌病患者一般表现为呼吸困难，应注意根据不同病情给予不同流量的氧气。输液、补充水电解质，纠正酸碱平衡紊乱。对喘重者可考虑给予20%甘露醇，以缓解肺间质水肿状态，必要时应用机械通气给予呼气末正压来维持$PaO_2 \geqslant 60 mmHg$。

五、肺毛霉菌病

肺毛霉菌病的病原体包括根霉菌、毛霉菌、根毛霉菌、小克银汉霉菌、犁头霉菌、瓶霉菌等，为一种条件致病菌，可在酸性、高糖、富含铁离子的环境中快速生长，正常人群中很少致病。当机体处于免疫功能低下的情况时，可以通过感染鼻窦中或吸入空气中的孢子，或经血行、淋巴播散等途径致病。肺毛霉菌病的危险因素包括：糖尿病（尤其是酮症酸中毒）、长期应用糖皮质激素、血液系

---

① qd医学上是一天一次的意思

② tid实际上是拉丁文缩写，在医学上意思是每天服药三次。除了tid以外，bid是指一天服药两次的意思，如果标识qd是每天用药一次的意思。这是医生在处方以及医嘱上经常写的标识码。

统恶性肿瘤、造血干细胞移植、实体器官移植、中性粒细胞减少、伏立康唑预防应用史、应用去铁敏、铁负荷过多、营养不良、毒品注射及创伤等。毛霉菌菌丝可侵入肺小动脉，形成肺动脉栓塞、肺梗死或肺动脉瘤，其特征性病理改变为组织浸润、血栓形成和坏死。本病早期诊断困难，缺乏有效治疗药物，病死率高（46%～87%）。

（一）诊断要点

1.临床表现

（1）肺内表现

一般急性或亚急性起病，进展快，临床表现缺乏特异性。最常见的表现为顽固性发热及咯血。糖尿病患者毛霉菌感染更倾向于支气管的管腔内病变，甚至可造成气道阻塞进而引起肺不张。应用糖皮质激素、铁中毒、血液系统恶性肿瘤时，毛霉菌侵袭性增强，可累及肺外组织，如纵隔、心脏、横膈、胸壁和胸膜。若侵及大血管，可导致大咯血甚至窒息。

（2）肺外表现

糖尿病酮症酸中毒时，毛霉菌容易侵袭鼻窦、鼻甲、上颚、眼眶、面部皮肤，造成局部组织水肿、坏死，继而导致颅内播散，引发相应的症状，如皮肤溃疡、头痛、眼肌麻痹、视力减退或失明、颅神经麻痹，出现神经精神症状等。严重免疫功能低下、严重烧伤的患者可引起毛霉菌的全身播散，病死率接近100%。

2.辅助检查

（1）涂片培养及血清学检测

形态学观察方便快捷，但有时与其他菌种很难鉴别；痰及支气管肺泡灌洗液涂片阳性率低（25%）；真菌培养历时长且易出现假阴性；针对真菌抗原检测的G试验、GM试验，毛霉菌感染时为阴性；原位杂交和PCR技术价格昂贵、操作复杂及敏感度低，尚不能作为常规诊断方法。

（2）影像学表现

影像学包括渗出、实变、空洞和结节等，与其他的侵袭性肺部真菌感染很难鉴别，尤其是肺曲霉病。肺部CT常表现为多发肺结节（>10个）、胸腔积液、反晕征（中央磨玻璃影环以实变，实变厚度>1cm）。

（3）组织病学检查

目前诊断的金标准仍然是活组织检查发现特征性菌丝和病理改变，最主要的方法是支气管镜活检或经皮肺穿刺。镜下可见毛霉菌菌丝粗细不均，直径 7～25μm，分支呈直角，宽大无分隔或很少分隔，壁薄，某些地方菌丝塌陷，断面颇似孢子，应主要与曲霉菌进行鉴别。

（二）治疗原则

（1）肺毛霉菌病治疗成功的关键在于去除危险因素、清除坏死组织和早期应用抗真菌药物。去除危险因素是治疗成功的基础，如糖尿病酮症酸中毒患者，应尽快将血糖控制在正常范围内，快速补液达到酸碱平衡；接受免疫抑制剂，尤其是糖皮质激素治疗的患者，病情允许时减药甚至停药；应用驱铁剂地拉罗司降低铁负荷等。

（2）由于毛霉菌具有血管阻塞、组织坏死的特性，药物很难到达病变组织，因此局限性病变能耐受手术者均应考虑外科手术治疗，术后继续抗真菌治疗。

（3）尽早应用药物是治疗成功的关键。治疗首选两性霉素B脂质体，起始剂量一般为5mg／（kg·d），初始治疗有效病情稳定后（通常需要数周），可序贯口服泊沙康唑。对于两性霉素B治疗无效的患者可口服泊沙康唑（800mg／d）。泊沙康唑不耐受可选用艾沙康唑。

此外，高压氧疗、细胞因子治疗如IFN-γ和GM-CSF可在一定程度上提高吞噬细胞的吞噬能力，故可作为肺毛霉菌病的辅助治疗。

六、地方性真菌病

地方性真菌病具有地区流行趋势，属原发性致病真菌感染，是流行区获得性肺炎的重要原因，非流行区感染多为输入性病例，多有流行地区旅行史或居住史，常常由于诊断和治疗方面的延误而导致灾难性的后果，病死率接近10%。地方性真菌病病原体为双相真菌，体外培养温度由25℃升到37℃就能转变为酵母相，由37℃降至25℃又变回菌丝相，因此在体内一律转成酵母相，罕见菌丝。酵母相相比菌丝相更容易随血流和淋巴流运行播散，在组织中容易繁殖。

肺双相真菌病症状无特异性，可表现为发热、寒战、盗汗、乏力、咳嗽和胸痛等，严重者可出现呼吸困难，导致呼吸衰竭和死亡。肺外表现常见，全身播散尤其是中枢神经系统受累时病情危重，预后差。肺双相真菌病缺乏特征性影像学表现，通常需要组织病理学及真菌培养才能做出正确诊断。组织病理学方法简便快捷、特异性高，但与抗原或抗体检测相比灵敏度较低，常规染色切片多数真菌显色不良，易被漏诊，真菌数量过少特殊染色也难以发现；真菌培养是诊断的金标准，但缺点是耗时长、阳性率低。急性期血清、支气管肺泡灌洗液（BALF）及尿样中检测出抗原可帮助快速诊断。慢性感染时血清、BALF及尿样抗原检测多为阴性，但特异性IgG抗体阳性率高，有助于明确诊断。PCR检测的灵敏度及特异度仍有待明确。

（一）组织胞浆菌病

组织胞浆菌病主要流行于美洲（特别是北美大陆）、非洲及亚洲等地区，欧洲少见，我国大陆的相关报道近期呈上升趋势。吸入被鸟类或蝙蝠粪便污染的泥土或尘埃中的真菌孢子可致本病发生。根据暴露的强度、宿主的免疫状态及其肺功能，组织胞浆菌病可表现为急性肺组织胞浆菌病、亚急性肺组织胞浆菌、慢性空洞性肺部感染及进行性播散性组织胞浆菌病。

急性发病时胸部CT表现为弥漫性网织状或粟粒性结节浸润，可伴有纵隔或肺门淋巴结肿大。亚急性期可见纵隔或肺门淋巴结肿大及局灶性斑片状肺浸润。慢性空洞性肺部感染者多有肺气肿等肺部基础疾病，临床表现类似肺结核，影像学可见肺实变，以上叶常见，肺尖部可形成空洞，伴有胸膜增厚，肺容积变小。进行性播散性组织胞浆菌病通常发生于免疫缺陷患者，常伴有肝、脾和淋巴结肿大，以面部及颈部为主的皮肤溃疡、肉芽肿、结节、脓肿或坏死性丘疹等，也可波及口、鼻、咽喉、男性外生殖器及四肢等。中枢神经系统组织胞浆菌病包括脑膜炎、脑或脊髓的实质性病变等。治疗中度、重度肺组织胞浆菌病或全身播散者，建议给予两性霉素B脂质体3~5mg（kg·d）静脉注射，2周后序贯伊曲康口服治疗。慢性患者给予伊曲康唑口服，疗程至少1年。新型唑类药物泊沙康唑和伏立康唑也有抗组织胞浆菌的活性。

（二）球孢子菌病

球孢子菌病在美国西南地区流行。大多数的感染是由于吸入土壤中孢子或经皮肤破损处而感染。球孢子菌病的易患因素包括：高龄、在流行区居住或旅行、免疫抑制状态（包括艾滋病）、妊娠和能接触到球孢子菌污染物的职业。球孢子菌病的感染多呈自限性，95％有症状的患者可以在几周后自行痊愈。大约1％的患者出现感染播散表现，主要侵犯肺、胸膜、皮肤、软组织、骨关节、肌肉和脑膜。约有1／4的患者存在嗜酸粒细胞增多症。慢性球孢子菌病病情进展往往表现为肺尖浸润性空洞而类似于肺结核，外围腔可以溃破形成气胸或积脓。与其他地方性真菌疾病相比，球孢子菌病的胸膜表现尤为突出。胸部影像学常表现为肺浸润、胸腔积液和肺门淋巴结肿大。约5％的患者为肺结节和空洞。免疫低下者可能表现为弥漫性"粟粒型"病灶。治疗上可口服氟康唑或伊曲康唑，疗程3～6个月，肺部空洞或弥漫性病灶者建议疗程为12～18个月。免疫功能低下伴有肺部弥散性播散灶的患者，建议使用两性霉素B脂质体治疗，2周后序贯氟康唑或伊曲康唑口服。

（三）芽生菌病

芽生菌病的流行区域与组织胞浆菌病重叠。由于挖掘操作和在航道水域附近居住已成为芽生菌病暴发流行的危险因素。芽生菌病与组织胞浆菌病和球孢子菌病相比并不为常见。肺是芽生菌病最常侵袭的器官，常累及皮肤、骨骼和泌尿生殖系统，也可以出现中枢神经系统播散病灶。严重的肺芽生菌病常见于免疫功能低下的年幼者和糖尿病患者。约10％的病例可能迅速进展为ARDS和感染性休克，病死率达60％。影像学表现无特征性。急性肺芽生菌病的最常见表现包括大叶实变、支气管充气征和结节性浸润。粟粒性结节和间质浸润多发生在危重患者。纵隔或肺门淋巴结肿大和胸腔积液很少见。病情严重或合并中枢神经系统感染的患者建议使用两性霉素B脂质体治疗，临床症状改善后序贯伊曲康唑维持治疗6～12个月。伏立康唑可用于治疗芽生菌病。

（四）马尔尼菲青霉病

马尔尼菲青霉病主要分布于东南亚国家及我国南方一带，多见于艾滋病患者及免疫力低下人群。在艾滋病患者机会感染中仅次于结核杆菌和新型隐球菌，居第三位，是艾滋病患者主要死亡因素之一。艾滋病患者马尔尼菲青霉病多呈播散型，可累及肺、肝、皮肤、肠等组织器官，肺通常是最早受累的器官，常见贫血、肝、脾、淋巴结肿大、皮肤黏膜受损等，其中较有特征性的为脐凹样皮疹（丘疹中央坏死呈脐凹状），可破溃流脓，还可形成表皮脓疱或多发性皮下脓肿。胸部CT常呈肺内多发浸润性病灶或局限性肺实变及磨玻璃密度影，肺门或纵隔淋巴结增大，胸腔积液，肺间质病变，粟粒样病变及肺气囊。艾滋病患者及时有效的抗真菌及进行高效抗反转录病毒治疗是治疗成功的关键。临床较常应用的抗真菌药物有两性霉素B、伊曲康唑、氟康唑。对伊曲康唑、氟康唑、两性霉素B耐药者可尝试使用伏立康唑治疗。

第三节　肺脓肿

　　肺脓肿是由于多种病原菌所引起的肺实质坏死的肺部化脓性感染。早期为肺组织的感染性炎症，继而坏死液化，由肉芽组织包绕形成脓肿。临床主要表现为高热、咳嗽、脓肿破溃进入支气管后咳大量脓臭痰。脓肿一般为单个病灶，偶尔可出现多发性散在病灶，典型胸部X线显示肺实质呈圆形空腔并伴有气液平面。本病可见于任何年龄，多发生于青壮年，男性多于女性。临床上，根据感染的不同病因和感染途径将肺脓肿分为三种类型：吸入性肺脓肿、继发性肺脓肿和血源性肺脓肿；根据发病的时间可分为急性肺脓肿和慢性肺脓肿。自抗生素广泛应用以来，肺脓肿的发病率已明显下降。

一、诊断要点

　　根据口腔手术、昏迷、呕吐、异物吸入等病史，结合临床表现如急性或亚急性起病，畏寒发热，咳嗽和咳大量脓性痰或脓臭痰，外周血白细胞总数和中性粒细胞比例显著增高，胸部X线检查显示肺部大片浓密炎性阴影中有脓腔及液平的征象，可以作出急性肺脓肿的诊断；血培养、痰培养，包括需氧菌与厌氧菌培养，有助于病原学诊断。有皮肤创伤感染、疖肿等化脓性病灶者，出现发热不退、咳嗽、咳痰症状，胸部X线显示双肺多发性小脓肿，可诊断血源性肺脓肿。

　　（一）临床表现

1.症状

　　（1）急性吸入性肺脓肿

　　起病急骤，患者畏寒、发热，体温可高达39℃～40℃。伴有咳嗽、咳黏液痰或黏液脓痰。炎症波及局部胸膜可引起胸痛，呼吸时加重。病变范围较大者，可出现气急。此外，还有精神不振、乏力、纳差等。如感染不能及时控制，约1～2周后咳嗽加剧，脓肿破溃于支气管，咳出大量脓臭痰及坏死组织，每天可达

300～500mL，臭痰多为厌氧菌感染所致。约有1/3的患者有痰血或小量咯血，偶有中量、大量咯血。如治疗及时有效，一般在咳出大量脓臭痰后体温即明显下降，全身毒性症状随之减轻，数周以后一般情况逐渐恢复正常，获得治愈。如机体抵抗力下降和病变发展迅速时，脓肿可破溃到胸膜腔，出现突发胸痛、气急等脓气胸症状。

（2）继发性肺脓肿

多继发于肺部其他疾病，如细菌性肺炎或支气管扩张、支气管肺癌、空洞性肺结核等，或继发于葡萄球菌性肺炎、肺炎杆菌肺炎、流感嗜血杆菌肺炎及军团菌肺炎等，可在发病后2～3周本应治愈或好转，此时肺炎再出现高热、脓痰量增加，常伴有乏力等症状。

（3）血源性肺脓肿

常有肺外感染史，先有原发病灶引起的畏寒、高热等全身的脓毒血症的症状，经数日至两周才出现咳嗽、咳痰，痰量不多，极少咯血。

（4）慢性肺脓肿

急性阶段未能及时有效治疗，支气管引流不畅，抗菌治疗效果不佳、不充分、不彻底，迁延3个月以上即为慢性肺脓肿。患者常有慢性咳嗽、咳脓痰、反复咯血、不规则发热、贫血、消瘦等慢性毒性症状。

2.体征

体征与肺脓肿的大小和部位有关。疾病早期病变较小或为肺深部病变，肺部可无异常体征，或患侧出现湿性啰音等肺炎体征。病变继续发展、病变较大时，可出现实变体征，叩诊呈浊音或实音，可闻及支气管呼吸音，有时可闻湿啰音。疾病较晚时，肺脓肿脓腔较大时，支气管呼吸音更明显，可有空瓮音或空洞性呼吸音。如病变累及胸膜可闻及患侧胸膜摩擦音或出现胸腔积液的体征。产生脓胸或脓气胸时可出现相应的体征。慢性肺脓肿患者患侧胸廓略塌陷，叩诊浊音，呼吸音减低，常有杵状指（趾）。血源性肺脓肿体征大多为阴性。

（二）辅助检查

1.周围血象

外周血白细胞总数升高，可达（20～30）×10⁹/L，中性粒细胞在90%以上，核明显左移，常有中毒颗粒。慢性肺脓肿患者的白细胞可稍升高或正常，但可有轻度贫血，血沉加快。

2.病原学检查

痰液涂片革兰氏染色检查、痰液培养（包括厌氧菌培养和细菌药物敏感试验）。可采用纤维支气管镜防污染毛刷采集标本或经胸腔穿刺采集胸腔脓液，进行厌氧菌和需氧菌培养。血源性肺脓肿患者的血培养可发现致病菌。

3.影像学检查

肺脓肿的胸部X线表现根据类型、病期、支气管的引流是否通畅及有无胸膜并发症而有所不同。

吸入性肺脓肿在早期化脓性炎症阶段，其典型的X线征象为大片密度较高的炎性模糊浸润阴影，边缘不清，分布在一个或数个肺段，与细菌性肺炎相似。脓肿形成后，大片密度高的炎性阴影中出现圆形透亮区及液平面。消散期脓腔周围炎症逐渐被吸收，脓腔缩小而至消失，最后残留少许纤维条索阴影。

慢性肺脓肿脓腔壁增厚，内壁不规则，周围炎症略消散，但不完全，伴有纤维组织显著增生，并有程度不等的肺叶收缩，胸膜增厚。纵隔向患侧移位。

血源性肺脓肿在一侧或两侧圆形多发的浸润阴影，中心可见透亮区及液平。

肺脓肿并发脓胸时，患侧胸部呈大片浓密阴影，若伴有发气胸则可见液平。

胸部CT扫描较普通的胸部平片敏感，胸部CT检查可发现多发类圆形的厚壁脓腔，脓腔内可有液平出现。脓腔内壁常表现为不规则状，周围有模糊炎性阴影。

4.纤维支气管镜检查

纤维支气管镜检查有助于明确病因、病原学诊断及治疗。如见异物，取出可以解除梗阻，使气道引流恢复通畅；如怀疑肿瘤，可通过组织活检做病理检查明确诊断；经支气管镜保护性防污染采样，做相应的病原学培养，可明确病原。借助支气管镜吸引脓液和病变部位注入抗生素，可促进支气管引流和脓腔愈合。

（三）鉴别诊断

肺脓肿由于肺内空腔样病变应与下列疾病相鉴别。

1.细菌性肺炎

早期肺脓肿与细菌性肺炎在症状及X线表现上很相似。细菌性肺炎中肺炎球菌肺炎最常见，常有口唇疱疹、咳铁锈色痰而无大量黄脓痰。胸部X线检查示肺叶或肺段实变或呈片状淡薄炎性病变，边缘模糊不清，但无脓腔形成。如细菌性肺炎经正规的抗生素治疗后高热不退、咳嗽加剧并咳出大量脓痰时，应考虑肺脓肿的可能。

2.空洞性肺结核

发病缓慢，病程长，常伴有午后低热、乏力、盗汗、长期咳嗽、食欲减退、反复咯血等症状。胸部X线检查提示空洞壁较厚，其周围可见结核浸润病灶，或伴有斑点、结节状病变，一般空洞不伴有液平，有时伴有同侧或对侧的结核播散病灶。痰中可找到结核杆菌。继发感染时亦可有多量黄脓痰，应结合过去史，在治疗继发感染的同时，反复查痰涂片，抗酸染色可发现结核杆菌。

3.支气管肺癌

支气管肺癌阻塞支气管可引起阻塞性炎症及支气管化脓性感染，形成肺脓肿。其病程相应较长，脓痰量相应较少。由于支气管引流不畅，阻塞性感染引起的炎症及发热多不容易控制。肺鳞癌病变本身可发生坏死液化，形成空洞，即"癌性空洞"，但一般无急性感染的症状，胸部X线检查显示空洞壁较厚，多呈偏心空洞，残留的肿瘤组织使空洞内壁凹凸不平，空洞内一般无液平，空洞周围亦较少有炎症浸润。由于癌肿经常发生转移，可有肺门淋巴结肿大，故不难与肺脓肿鉴别。通过X线胸片、胸部CT扫描、痰脱落细胞检查和纤维支气管镜组织活检等明确诊断。

4.肺囊肿继发感染

肺囊肿呈圆形，腔壁薄而光滑，当继发感染时其周围组织可有炎症浸润，囊肿内可见液平，但炎症反应较轻，常无明显的感染中毒症状，咳嗽较轻，脓痰较少。感染控制、炎症吸收后可呈现光滑整洁的囊肿壁。若有感染前的X线片相比较，则更易鉴别。

二、治疗原则

（一）一般治疗

肺脓肿患者一般多有消耗性表现，特别是体质差者应加强营养支持治疗，如补液、高营养、高维生素治疗。有缺氧表现时可以吸氧。

（二）抗生素治疗

在应用抗生素之前应送痰、血和胸腔积液等标本做需氧和厌氧菌培养，以及药物敏感试验，应根据药物敏感试验结果调整抗生素。

吸入性肺脓肿是以厌氧菌感染为主的混合性感染，一般对青霉素敏感，疗效较佳，因此经验治疗应首选青霉素。根据病情，每天剂量为静脉滴注240万～1000万U，严重感染时可用2000万U／d。对厌氧菌感染还可以选用或联合其他抗厌氧菌感染治疗。如林可霉素1.8～2.4g／d静脉滴注；克林霉素0.6～1.8g／d，分2～3次肌注或静脉滴注，甲硝唑1.0～1.5g／d，分2～3次静脉滴注。当疗效不佳时，应根据细菌培养的药敏结果选用合适的抗生素。

血源性肺脓肿多为金黄色葡萄球菌感染，可选用耐青霉素酶的半合成青霉素如苯唑西林钠6～12g／d，分次静脉滴注，亦可加用氨基糖苷类或第二代头孢菌素；耐甲氧西林金黄色葡萄球菌（MRSA）应选用万古霉素。革兰氏阴性杆菌感染时，常用第二代、第三代头孢菌素（头孢西丁、头孢噻肟、头孢他啶）、氟喹诺酮（左氧氟沙星、莫西沙星），必要时可联合使用氨基糖苷类抗生素，如嗜肺军团菌所致的肺脓肿，红霉素和氟喹诺酮治疗有良效，对阿米巴原虫引起的肺脓肿，应选择甲硝唑治疗。

抗菌药治疗的疗程一般为8～12周，直到临床症状完全消失，X线胸片显示脓腔及炎性病变消散，或残留条索状纤维阴影为止。

在全身用药的基础上可以加上抗生素的局部治疗，如环甲膜穿刺经鼻导管气道内或经支气管镜局部给药，常用青霉素40万～80万单位，5～10mL生理盐水稀释。滴药后按脓肿部位采取适当体位静卧1小时。

（三）痰液引流

有效的痰液引流可以缩短病程、提高疗效。一般可采用体位引流，辅助以祛痰药、雾化吸入和纤维支气管镜吸引等。

（四）外科治疗

急性肺脓肿经有效抗菌药治疗后，大多数患者可治愈，少数治疗效果不佳，在全身状况和肺功能允许的情况下可考虑外科手术治疗。手术适应证为：①慢性肺脓肿经内科治疗3个月以上脓腔仍不缩小，感染不能控制或反复发作；②并发支气管胸膜瘘或脓胸，经抽吸冲洗脓液疗效不佳者；③大咯血经内科治疗无效或危及生命时；④支气管阻塞疑为支气管肺癌致引流不畅的肺脓肿。

第九章　呼吸疾病与胸腔积液的治疗

第一节　呼吸衰竭

呼吸衰竭（简称"呼衰"），是由于肺内和（或）肺外各种原因引起肺通气功能和（或）换气功能障碍，导致患者不能进行有效的气体交换，在海平面、大气压、静息状态下呼吸空气时，产生严重缺氧（或）伴有二氧化碳潴留，从而引起一系列生理功能和代谢紊乱。呼吸衰竭是指全部呼吸系统的功能不全（包括肺、胸壁、脑），不能完成正常的氧供给和二氧化碳的清除。最终将在细胞水平影响呼吸功能。

一、诊断要点

（一）临床表现

1.呼吸困难

呼吸困难表现为呼吸频率、幅度、节律和体位的改变。如COPD呼衰由慢而深的呼吸变为浅快；半卧位或坐位，辅助呼吸肌参与点头或提肩呼吸。ARDS患者由快而深大变为浅弱呼吸，伴有鼻翼扇动。中枢性呼衰呈潮式、间歇或抽泣样呼吸等。

2.发绀

发绀是缺氧的典型表现。当$SaO_2<85\%$时，可在口唇、指甲出现发绀。

3.精神神经症状

急性缺氧可立即出现精神错乱、恐惧、狂躁、昏迷、抽搐等症状；慢性缺氧多有智力或定向功能障碍。高碳酸血症在中枢性抑制之前出现失眠、烦躁、躁动的兴奋症状，随后因中枢抑制表现为神志淡漠、肌肉震颤、间歇抽搐、昏睡，甚至昏迷等，并出现腱反射消失，锥体束征阳性。急性呼吸性酸中毒，

pH<7.30 ~ 7.25时，会出现精神症状。

4.血液循环系统症状

心率加快，血压上升和右心功能不全的体征。二氧化碳潴留可出现皮肤温暖、颜面红润和搏动性头痛。严重缺氧和酸中毒（pH<7.30 ~ 7.25）会引起心肌损害、血压下降、心律失常、心脏停搏（pH<6.8）。

5.消化道和泌尿系统症状

严重缺氧和二氧化碳潴留可引起肝肾功能损害。常因胃肠道黏膜充血水肿、糜烂渗血，或应激性溃疡出血。吐咖啡样物或黑便，隐血试验阳性。肾功能损害者还可出现尿少、无尿等。

（二）诊断依据

（1）患者有急性或慢性呼吸衰竭基础疾病的病史及诱因。

（2）缺氧和（或）伴有二氧化碳潴留的临床表现。

（3）动脉血气分析能确诊呼吸衰竭的类型及其程度，对指导氧疗、机械通气各种参数的调节，以及纠正酸碱失衡和电解质紊乱均有重要意义。

（三）诊断标准

呼吸空气条件（海平面大气压）下，PaO_2<60mmHg，$PaCO_2$正常或降低，诊断为Ⅰ型呼吸衰竭。若同时伴有$PaCO_2$>50mmHg，诊断为Ⅱ型呼吸衰竭。根据病程的发展，可分为急性呼吸衰竭和慢性呼吸衰竭。慢性呼吸衰竭因机体的代偿，将PaO_2<55mmHg、$PaCO_2$>55mmHg作为慢性呼吸衰竭诊断的参考指标，且无明显酸中毒。

二、治疗原则

（一）保持呼吸道通畅

根据患者情况做相应处理；应用祛痰剂，鼓励患者咳痰；应用雾化吸入β2受体激动剂和胆碱能受体阻滞剂扩张支气管。吸入或静脉应用糖皮质激素；排痰能力较差的患者可吸出口腔、咽喉部的分泌物和胃内返流物，有条件可用纤维支气管镜将分泌物吸出，或采用气管插管或气管切开吸痰后机械通气。

（二）氧疗和改善换气功能

（1）通过鼻导管、鼻塞、面罩和机械通气及氧疗。调节吸入氧流量或氧浓度，使$PaO_2>60mmHg$、SaO_2（SpO_2）$>90\%\sim95\%$。鼻导管或鼻塞（闭口呼吸）的吸入氧浓度（FiO_2）＝（$VIO_2\times Ti / Ttot\times79\%$）/ VE，从公式中可知$FiO_2$与吸入氧流量（$VIO_2$）和吸气时间与呼吸时间之比成正比，而与每分通气量（VE）成反比。使用文丘里面罩供氧是利用氧流量产生负压，吸入的空气来稀释氧，使VIO_2控制在$25\%\sim50\%$氧浓度。机械通气吸入氧浓度是通过氧电极检测呼吸机为空气与氧混合器的FiO_2。

（2）加用呼吸末正压（PEEP）的机械通气模式。PEEP有利于陷闭的小气道和肺泡复张，减轻肺泡和肺间质水肿，改善患者的通气与血流比例、弥散功能，更为重要的是降低肺内静脉血的分流量，提高氧合功能。PEEP的数值应符合患者的病理生理的需要，PEEP过高反而增高肺泡压，可引起肺损伤，影响血流动力学。

（3）注意出入液量平衡，减轻肺水肿，必要时在患者血流动力学和电解质（血钾）允许的条件下，应用利尿剂。

（4）并发肾功能不全时，在条件许可的情况下，可进行血液净化，改善肺水肿，清除炎症介质。

（5）糖皮质激素对非感染因素有效，如脂肪栓塞，羊水栓塞、中毒性肺损伤，经大剂量短时间的应用，对改善非感染性肺水肿有良好的效果。

（三）增加肺泡通气量，改善二氧化碳潴留

肺泡通气不足导致二氧化碳潴留，只有增加肺泡通气量才能有效地排出二氧化碳。无创或有创机械通气治疗呼吸衰竭不仅能增加有效肺泡通气量，亦可改善氧合功能。

（四）纠正酸碱平衡失调和电解质紊乱

呼吸性酸中毒时应通过增加通气量来纠正，如急性呼吸衰竭或慢性呼吸衰竭急性加重产生严重酸中毒，$pH<7.25$或发生低血压，或合并代谢性酸中毒，应适当补充碳酸氢钠。呼吸性酸中毒合并代谢性碱中毒且有碱血症者，可适当补氯化钾或氯化钠溶液。

（五）抗感染治疗

呼吸道感染是呼吸衰竭最常见的诱因。建立人工气道机械通气后或免疫功能低下的患者易反复发生感染，且不易控制。应根据痰细菌、真菌等培养和药物敏感试验结果等，选择有效的抗生素。

（六）并发症的防治

呼吸衰竭可合并消化道出血、心功能不全、休克、肝功能障碍、肾功能障碍、凝血功能障碍，或并发气胸纵隔气肿，应做相应治疗。

（七）营养支持

呼吸衰竭机体代谢增加，易发生营养不良。急性加重时，应做鼻饲高蛋白、高脂肪和低碳水化合物，以及多种维生素和微量元素的饮食，必要时给予静脉高营养。营养途径包括：①经胃肠营养；②胃肠外营养。营养成分为高蛋白（15%～20%），高脂肪（30%～35%），低碳水化合物（45%～50%），适量维生素及微量元素。原则：小量开始，循序渐进。

第二节　急性呼吸窘迫综合征

急性肺损伤（ALI）／急性呼吸窘迫综合征（ARDS）是一种常见危重病，严重威胁重症患者的生命并影响其生存质量。多种危险因素可诱发ALI／ARDS，主要包括：①直接肺损伤因素。严重肺部感染，胃内容物吸入，肺挫伤，吸入有毒气体，淹溺、氧中毒等。②间接肺损伤因素。严重感染，严重的非胸部创伤，急性重症胰腺炎，严重烧伤、大量输血，体外循环，弥散性血管内凝血等。

一、诊断要点

（一）临床表现

（1）急性起病，在直接或间接肺损伤后12～72小时内发病。

（2）常规吸氧后难以纠正低氧血症，除原发病相应症状外，最早表现为呼吸增快、进行性加重的呼吸困难。

（3）肺部体征无特异性，急性期双肺可闻及湿啰音，或呼吸音减低。

（4）早期病变以间质性为主，胸部X线检查正常无明显改变。病情进展后可出现肺内实变，表现为双肺野普遍密度增高，透亮度减低，肺纹理增多、增粗，可见散在斑片状密度增高影，即弥漫性肺浸润影。

（5）无心功能不全证据。

（二）诊断标准

目前采用2012年柏林ARDS的诊断标准（满足如下4项条件）。

（1）发病时间（一周内发病），明确诱因下出现急性或进展性呼吸困难。

（2）影像学发现 X线或CT检查见双侧肺野浸润阴影。

（3）不能完全用心力衰竭或液体负荷过重解释的肺水肿。

（4）根据氧合指数PiO_2/FiO_2（P/F）分层，轻度（P/F为200～300mmHg）、中度（P/F为100～200mmHg）、重度（P/F≤100mmHg）。

二、治疗原则

ARDS的现有治疗策略可分为支持性和特异性。主要治疗措施包括：积极治疗原发病，氧疗、机械通气及调节体液平衡等。

（一）原发病治疗

全身性感染、创伤、休克、烧伤、急性重症胰腺炎等是导致ALI／ARDS的常见病因。严重感染患者有25％～50％发生ALI／ARDS，而且在感染、创伤等导致的多器官功能障碍（MODS）中，肺往往是最早发生衰竭的器官。积极控制原发病是遏制ALI／ARDS发展的必要措施。

（二）呼吸支持治疗

1.氧疗

氧疗是纠正ALI／ARDS患者低氧血症的基本手段。一般需高浓度给氧，使PaO_2≥60mmHg，或SaO_2≥90％。轻症患者可使用面罩给氧。

2.无创机械通气（NIV）

无创机械通气（NIV）可以避免气管插管和气管切开引起的并发症，预计病情能够短期缓解的早期ALI／ARDS患者可考虑应用无创机械通气。当ARDS患者神志清楚、血流动力学稳定，并能够得到严密监测和随时可行气管插管时可以尝试NIV治疗。免疫功能低下的患者发生ALI／ARDS早期可首先试用NIV。应用无创机械通气治疗ALI／ARDS时应严密监测患者的生命体征及治疗反应。神志不清、休克、气道自洁能力障碍的ALI／ARDS患者不宜应用无创机械通气。

3.经鼻高流量氧疗（HFNC）

经鼻高流量氧疗（HFNC）可保持恒定的供氧浓度并维持一定的呼气末正压

水平，同时其充分加温、加湿功能可提高患者舒适性，与传统氧疗方式相比有明显优势，常应用于存在免疫抑制的呼吸衰竭患者的呼吸支持，以避免气管插管。目前资料显示与传统氧疗方式相比，HFNC并不能改善患者的28天病死率，两者的插管率也无明显差异。虽然高流量氧疗未能改善呼吸窘迫的症状及患者预后，但在早期气管插管不能获益的情况下仍不失为呼吸支持治疗的一种选择。

4.有创机械通气

有创机械通气ARDS患者经高浓度吸氧仍不能改善低氧血症时，应气管插管进行有创机械通气。对ARDS患者实施机械通气时，应采用肺保护性通气策略（小潮气量、限制平台压、可允许性高碳酸血症、俯卧位通气等），气道平台压不应超过30~35cmH$_2$O。采用肺复张手法促进ARDS患者塌陷肺泡复张，改善氧合。应使用能防止肺泡塌陷的最低PEEP，在有条件的情况下，根据静态P-V曲线低位转折点压力+2cmH$_2$O来确定最佳PEEP。应尽量保留ARDS患者的自主呼吸。若无禁忌证机械通气的ARDS患者，应采用30°~45°半卧位。常规机械通气治疗无效的重度ARDS患者，若无禁忌证，可考虑采用俯卧位通气。对机械通气的ARDS患者，应制定镇静方案（镇静目标和评估），不推荐常规使用肌松剂。

5.体外膜氧合技术（ECMO）

体外膜氧合技术（ECMO）建立体外循环后可减轻肺负担，有利于肺功能恢复。应当严格掌握ECMO的使用指征，对极为严重的ARDS患者，ECMO治疗不能显著降低60天病死率，故需要进一步大规模研究结果来证实ECMO在ARDS治疗中的地位。

（三）药物治疗

1.液体管理

高通透性肺水肿是ALI／ARDS的病理生理特征，肺水肿的程度与ALI／ARDS的预后呈正相关。因此，通过积极的液体管理，改善ALI／ARDS患者的肺水肿具有重要的临床意义。在保证组织器官灌注前提下，应实施限制性液体管理，有助于改善ALI／ARDS患者的氧合和肺损伤。存在低蛋白血症的ARDS患者，可通过补充白蛋白等胶体溶液和应用利尿剂，有助于实现液体负平衡，并改善氧合。为了达到脱水治疗目标，需要对ARDS进行积极液体管理，方案是在病程的前7天，需要保持液体出入量平衡，防止液体负荷过量。

2.糖皮质激素

全身和局部的炎症反应是ALI／ARDS发生和发展的重要机制，研究显示血浆和肺泡灌洗液中的炎症因子浓度升高与ARDS病死率呈正相关。理论上ARDS应用糖皮质激素是一种较好的选择，但Mata分析结果显示ARDS早期使用糖皮质激素，血浆、白蛋白等胶体液并未能改善ARDS的转归。

ARDS的其他治疗手段还包括一氧化氮（NO）吸入、早期补充肺泡表面活性物质、吸入前列腺素E1（PGE1）、静脉注射N-乙酰半胱氨酸（NAC）和丙半胱氨酸等抗氧化剂、使用布洛芬等环氧化酶抑制剂、细胞因子单克隆抗体或拮抗剂等。

3.重组人活化蛋白C（rhAPC或称Drotrecogin alfa）

具有抗血栓、抗炎和纤溶特性，已被试用于治疗严重感染。尚无证据表明rhAPC可用于ARDS治疗，但是，严重感染导致的重度ARDS患者，如果没有禁忌证，可考虑应用rhAPC。rhAPC高昂的治疗费用限制了它的临床应用。

第三节　阻塞性睡眠呼吸暂停低通气综合征

阻塞性睡眠呼吸暂停低通气综合征（OSAHS）是多种原因引起患者睡眠中上气道完全或不完全阻塞，以睡眠中反复发生伴有鼾声的呼吸幅度明显降低或暂停和日间嗜睡为特征的一种常见综合征。其对机体的危害主要是睡眠过程中长期反复间歇低氧、二氧化碳潴留及正常睡眠结构的破坏引发的心、脑血管等多系统、多脏器并发症，是多种全身疾患的独立危险因素，严重者可发生睡眠猝死。

一、临床表现

睡眠中打鼾且鼾声不规律，睡眠中反复出现呼吸暂停及觉醒；自觉憋气、可憋醒，夜尿增多，晨起头痛、头晕、口干、日间嗜睡明显、记忆力下降。可合并或加重高血压、冠心病、复杂严重心律失常和心力衰竭、肺动脉高压、肺心病、中风等心脑血管疾病及糖尿病、慢性肾功能损害、非酒精性肝损害。此外，近年来发现OSAHS常与多种恶性肿瘤的发生、发展有关；严重者可出现心理、智能和行为异常，并可引起道路交通事故等社会问题。

主要危险因素包括：

（1）肥胖。体重超过标准体重20%，体重指数（BMI）≥25kg／m²。

（2）年龄。成年后随年龄增长患病率增加；女性绝经期后患病者增多，70岁以后患病率趋于稳定。

（3）性别。生育期男性患病者明显多于女性。

（4）上气道解剖异常。鼻腔阻塞（鼻中隔偏曲、鼻甲肥大、鼻息肉、鼻部肿瘤等），Ⅱ度以上扁桃体肥大，软腭松弛、下垂，悬雍垂过长过粗，咽腔狭窄、咽腔黏膜肥厚，舌体肥大、舌根后坠，下颌后缩、颞颌关节功能障碍及小颌畸形等。

（5）打鼾和肥胖家族史。

（6）长期大量饮酒和（或）服用镇静催眠药物及肌肉松弛药物。

（7）长期吸烟。

（8）其他相关疾病。包括甲状腺功能减退、肢端肥大症、垂体功能减退、淀粉样变性、声带麻痹、小儿麻痹后遗症或其他神经肌肉疾患（如帕金森病）、长期胃食管反流等。

二、辅助检查

（一）便携式诊断仪监测

便携式监测的指标大多数是多导睡眠图（PSG）监测中的部分指标进行组合，如单纯血氧饱和度监测、口鼻气流+血氧饱和度、口鼻气流+鼾声+血氧饱和度+胸腹运动等。适用于基层患者或睡眠实验室不能满足临床需要的医院，用来除外OSAHS或初步筛查OSAHS患者，也可应用于治疗前后对比及病人随访。

（二）多导睡眠图监测

1.整夜PSG监测

整夜PSG监测是诊断OSAHS的"金标准"。包括二导脑电图（EEG）多采用C3A2和C4A1、二导眼电图（EOG）、下颌颏肌电图（EMG）、心电图（ECG）、口、鼻呼吸气流、胸腹呼吸运动、血氧饱和度、体位、鼾声、胫前肌EMG等。正规监测一般需要整夜不少于7小时的睡眠。其适用指征为：①临床上怀疑为OSAHS者。②临床上其他症状、体征支持患有OSAHS，如夜间哮喘、肺或神经肌肉疾患影响睡眠。③难以解释的白天低氧血症或红细胞增多症。④原因不明的夜间心律失常、夜间心绞痛、清晨高血压。⑤监测患者夜间睡眠时低氧程度，为氧疗提供客观依据。⑥评价各种治疗手段对OSAHS的治疗效果。⑦诊断其他睡眠障碍性疾患。

常用的指标包括：①睡眠呼吸暂停（SA）。睡眠过程中口鼻气流消失或明显减弱（较基线幅度下降≥90%），持续时间≥10秒。②低通气。睡眠过程中口鼻气流较基线水平降低≥30%，并伴有SpO_2下降≥4%，持续时间≥10秒；或口鼻气流较基线水平降低≥50%并伴有SpO_2下降≥3%，持续时间≥10秒。③呼吸暂停低通气指数（AHI）。睡眠中平均每小时呼吸暂停与低通气的次数之和。④OSAHS。每夜7小时睡眠过程中呼吸暂停及低通气反复发作>30次，或AHI≥5次/小时，呼吸暂停事件以阻塞性为主，伴有打鼾、睡眠呼吸暂停、白天嗜睡等症状。

2.夜间分段PSG监测

夜间分段PSG监测同一晚上的前2～4小时进行PSG监测，之后进行2～4小时的持续气道正压通气（CPAP）治疗压力调定。其优点在于可减少检查和治疗的时间和费用，只推荐在以下情况采用：①AHI>20次/小时，反复出现持续时间较长的睡眠呼吸暂停或低通气，伴有严重低氧血症。②因睡眠后期快动眼期（REM）睡眠增多，CPAP压力调定时间应>3小时。③当患者处于平卧位时，CPAP压力可以完全消除REM及非REM睡眠期的所有呼吸暂停、低通气及鼾声。如果不能满足以上条件，应进行整夜PSG监测并另选整夜时间进行CPAP压力调定。

（三）嗜睡程度的评价

1.嗜睡的主观评价

嗜睡的主观评价主要有Epworth嗜睡量表（ESS）和斯坦福嗜睡量表（SSS），现多采用ESS嗜睡量表。

2.嗜睡的客观评价

应用PSG对可疑患者日间嗜睡进行客观评估。

①多次睡眠潜伏期试验（MSLT）：通过让患者白天进行一系列小睡实验客观判断其白天嗜睡程度。每两小时测试一次，每次小睡持续30分钟，计算患者入睡的平均潜伏时间及异常REM睡眠出现的次数，睡眠潜伏时间<5分钟者为嗜睡，5～10分钟为可疑嗜睡，>10分钟者为正常。②维持醒觉试验（MWT）：进行MWT检查可以定量分析患者保持清醒状态的时间，其操作方法和结果分析与

MSLT大致相同。

三、诊断要点

（一）诊断标准

临床上有典型的夜间睡眠时打鼾及呼吸暂停、白天过度嗜睡，经PSG监测提示每夜7小时睡眠中呼吸暂停及低通气反复发作30次以上，或呼吸暂停低通气指数（AHI）≥5次／小时。

（二）病情分度

应当充分考虑临床症状、并发症情况、AHI及夜间血氧饱和度等实验室指标，根据AHI和夜间血氧饱和度将SAHS分为轻、中、重度，其中以AHI作为主要判断标准，夜间最低SaO_2作为参考。

由于临床上有些OSAHS患者的AHI增高和最低SaO_2降低程度并不平行，目前推以AHI为标准对OSAHS病情程度评判，注明低氧血症情况。例如，AHI为25次／小时，最低SaO_2为0.88，则报告为"中度OSAHS合并轻度低氧血症"。即使PSG指标判断病情程度较轻，如合并高血压、缺血性心脏病、脑卒中、2型糖尿病等相关疾病，都应积极治疗。

（三）简易诊断方法和标准

基层缺乏专门诊断仪器的单位，主要根据病史、体检、血氧饱和度监测等诊断，其标准如下：

（1）至少具有2项上述主要危险因素，特别是肥胖、颈粗短，或有小颌、下颌后缩，咽腔狭窄或有扁桃体Ⅱ度肥大、悬雍垂肥大，或甲状腺功能低下、肢端肥大症，或神经系统明显异常。

（2）中重度打鼾、夜间呼吸不规律，或有屏气、憋醒（观察时间应不少于15分钟）。

（3）夜间睡眠节律紊乱，特别是频繁觉醒和白天嗜睡（ESS评分>9分）。

（4）血氧饱和度监测趋势图可见典型变化，氧减饱和指数>10次／小时。

符合以上4条者即可做出初步诊断，有条件的单位可进一步进行PSG监测。

（四）评估对全身各系统脏器产生的危害及并发症

（1）心血管系统

其包括引起或加重高血压（晨起高血压），冠心病、夜间心绞痛、心肌梗死，夜间发生严重心律失常，如室性期前收缩、心动过速、房室传导阻滞，夜间反复发作左心衰竭，肺动脉高压、肺心病。

（2）神经精神系统

其包括脑血栓、脑出血、癫痫发作、痴呆症、焦虑、抑郁、神经衰弱、语言混乱、行为怪异、性格变化、幻视、幻听。

（3）呼吸系统

其包括呼吸衰竭、夜间哮喘；重叠综合征（OSAHS+COPD）。

（4）内分泌系统

其包括甲状腺功能减退、糖尿病、肢端肥大症、加重肥胖、小儿发育延迟、性功能障碍。

（5）血液系统

其包括继发性红细胞增多、血液黏滞度增高。

（6）其他

遗尿，胃食管反流，重大交通事故。

（五）鉴别诊断

1.单纯鼾症

夜间有不同程度鼾症，AHI<5次／小时，白天无症状。

2.中枢性睡眠呼吸暂停（CSA）

中枢性睡眠呼吸暂停指口鼻气流和胸腹运动同时消失，是由呼吸中枢神经功能调节异常引起，呼吸中枢神经不能发出有效指令，呼吸运动消失，口鼻气流则停止。

3.肥胖低通气综合征

过度肥胖，清醒时CO_2潴留，$PaCO_2>45mmHg$，多数患者合并OSAHS。

4.发作性睡病

发作性睡病主要临床表现为难以控制的白天嗜睡、发作性猝倒、睡眠瘫痪和睡眠幻觉，多在青少年起病，主要诊断依据为MSLT时异常的REM睡眠。鉴别时应注意询问发病年龄、主要症状及PSG监测的结果，同时应注意该病与OSAHS合并的可能性很大，临床上不可漏诊。

5.不宁腿综合征和睡眠中周期性腿动

不宁腿综合征患者表现为日间犯困，晚间强烈需求腿动，常伴有异样不适感，安静或卧位时严重，活动时缓解，夜间入睡前加重，PSG监测有典型的周期性腿动，应和睡眠呼吸事件相关的腿动鉴别。后者经CPAP治疗后常可消失。通过详细向患者及同室睡眠者询问患者睡眠病史，结合查体和PSG监测结果可以鉴别。

四、治疗原则

一般来说戒烟、减肥、睡前禁饮酒与禁服镇静安眠药、改卧位为侧位睡眠等措施，对OSAHS均可收到一定的疗效。

（一）非手术治疗

1.控制体重

控制体重包括控制体重和肥胖的治疗。肥胖的治疗主要包括减轻和维持体重的措施，以及对伴发疾病和并发症的治疗。减轻体重的具体措施包括合理营养治疗、必要的体力活动、认知行为干预、药物治疗和手术治疗。

2.持续正压气道（CPAP）通气治疗

CPAP是一个可以产生压力的小气泵，它与鼻腔相连接使上气道保持一定压力（通常为5~18cmH$_2$O），可有效地防止睡眠过程中上气道的塌陷与闭合，以此来维持上气道通畅，达到治疗目的。CPAP治疗不但可以防止睡眠中的气道塌陷，长期使用还可以使中枢神经系统的呼吸调节功能得到改善。CPAP是目前内科治疗OSAHS的主要手段和第一选择。

3.侧卧位睡眠

体位性OSA的定义是仰卧位AHI／侧卧位AHI≥2者，或非仰卧位时AHI比卧位时降低50%或更多。侧卧位AHI与仰卧位AHI相差越大疗效越好。对于这类患者首先应进行体位睡眠教育和培训，尝试教给患者一些实用办法。现已研发出多种体位治疗设备，包括颈部振动设备、体位报警器、背部网球法、背心设备、胸式抗仰卧绷带、强制侧卧睡眠装置、侧卧定位器、舒鼾枕等。

4.口腔矫治器

口腔矫治器是一种防止睡眠中上气道闭合的口腔装置。通过牵拉下颌前伸，使舌根及上气道壁前移来完成这一功能。临床观察结果显示，对轻中度OSAHS患者有较好的疗效。该治疗可以减少AHI次数，提高睡眠血氧饱和度并改善睡眠质量。对不能适应CPAP治疗的轻中度患者亦可作为适应证。

（二）手术治疗

手术是治疗OSAHS的重要手段，其中以悬雍垂软腭咽成形术（UPPP）最为普遍。确定手术前必须严格选择适应证和尊重患者意愿。

1.腭咽成形术

腭咽成形术是OSAHS手术治疗最常选的术式。手术需切除扁桃体、部分扁桃体前后弓及部分软腭后缘（包括悬雍垂），使口鼻咽入口径线增加，防止睡眠时上气道的阻塞。手术的有效率，国外报道在50%左右，国内报道高于50%。严格的选择适应证对愈后是非常重要的。

2.气管切开和气管造口术

对严重的OSAHS患者，睡眠中氧饱和度低于50%，伴有严重心律失常、肺部感染并发心力衰竭，气管切开可作为救命措施。部分患者经造口术后，长期保留造口亦取得良好的治疗效果。

3.下颌骨前移"舌骨悬吊术"

适于UPPP手术失败、舌根与后咽壁间气道狭小者。手术的目的是将舌骨悬吊于前上位置，解除舌根对上气道的阻塞。由于手术难度大、适应证严格，目前尚未广泛开展。

174

参考文献

[1] 万磊.慢性肾衰竭5期血液透析病人自我感受负担水平及其相关影响因素分析[J].全科护理，2023，21（23）：3298-3300.

[2] 潘红，陈勤，刘峥，等.川东北地区血液透析护士感知真实型领导与职场精神力对职业认同的作用路径研究[J].职业与健康，2023，39（15）：2079-2083.

[3] 方岐莹，鲁杨，朱桂珍，等.不同血液透析模式对尿毒症患者疗效及免疫功能的影响[J].中国现代医药杂志，2023，25（07）：62-65.

[4] 李巨春，李兴权，刘方军，等.64排CT诊断肠壁缺血性病变的价值探讨[J].中国现代药物应用，2023，17（14）：56-58.

[5] 陈衍池.超声诊断肠梗阻的价值分析[J].中国医疗器械信息，2023，29（14）：16-18+176.

[6] 石梅，陈林，张颖君，等.血液透析护士对血管通路协调员认知和期望的多中心调查[J].护理研究，2023，37（14）：2620-2624.

[7] 马小玉，王显友，丁广贵，等.90例维持性血液透析患者血管通路的使用情况分析[J].血管与腔内血管外科杂志，2023，9（07）：868-871.

[8] 文江，刘芳，张琼.血液透析病人动静脉内瘘自我护理行为水平及其影响因素分析[J].全科护理，2023，21（19）：2720-2722.

[9] 程莉，章晓良，吴福杉，等.血清正五聚蛋白3、三叶因子3水平对维持性血液透析患者预后转归的预测价值[J].陕西医学杂志，2023，52（07）：814-818.

[10] 刘芳.维持性血液透析患者检测血钙、PTH、磷的价值[J].透析与人工器官，2023，34（02）：10-13.

[11] 叶胜.高通量血液透析法在清除维持性血液透析患者β2微球蛋白及炎症反应中的作用[J].透析与人工器官，2023，34（02）：43-46.

[12] 张丽春，汪莹，胡鹏飞，等.多种灵活体位高频超声诊断胆囊结石的临床价值[J].检验医学与临床，2023，20（12）：1759-1761.

[13] 庞乐宁.腹部X线平片和CT诊断肠梗阻的临床效果观察[J].哈尔滨医药，

2023，43（03）：90-92.

[14] 郑丹，付丽媛.外伤性膝关节隐性骨折的256层螺旋CT诊断表现及诊断价值研究[J].黑龙江医药，2023，36（03）：691-693.

[15] 姚娜.肺浸润性黏液腺癌CT诊断的影像学特征及误诊原因分析[J].大医生，2023，8（12）：10-12.

[16] 俞侃斌，彭俊彦，范人杰.多普勒超声诊断装备的新技术应用及常见故障维修[J].中国医学装备，2023，20（06）：184-187.

[17] 黄洁，陈霏玎，劳少霞.维持性血液透析患者依从性的影响因素分析[J].蛇志，2023，35（02）：224-227.

[18] 王广涛.胸部CT诊断孤立性肺小结节的效果评价[J].世界复合医学，2023，9（06）：94-97.

[19] 张晓莉，韩鹏，赵亮.多层螺旋CT诊断急性胸腹部创伤的有效性研究[J].世界复合医学，2023，9（06）：70-72+76.

[20] 思雨，董洪娜.老年钙化性心脏瓣膜病的超声诊断价值分析[J].贵州医药，2023，47（05）：793-794.

[21] 连丽丽.分析细节护理干预对血液透析尿毒症患者生命质量及睡眠质量的影响[J].世界睡眠医学杂志，2023，10（05）：1152-1154.

[22] 孙学术.多层螺旋CT诊断急性胸腹部创伤的效果及检出率分析[J].中国医疗器械信息，2023，29（10）：108-110.

[23] 李丹阳，高远，廖林丽，等.眼动技术在医学诊断中的研究现状及其在中医领域的应用前景[J].湖南中医药大学学报，2023，43（05）：949-954.

[24] 黄晓华，段喜梅，陈运转.进食时机对尿毒症血液透析患者影响的研究[J].广州医药，2023，54（05）：65-69.

[25] 刘建民，江山岳，孔令武，等.64排螺旋CT诊断胃肠道间质瘤的临床价值[J].影像研究与医学应用，2023，7（10）：150-152.

[26] 林彩花.血液透析和血液透析滤过对慢性肾衰竭尿毒症患者体内毒素清除效果的比较[J].智慧健康，2023，9（14）：126-129.

[27] 张佳佳.血清IL-6、MGP参与慢性肾功能衰竭血液透析患者心血管事件发生的机制[J].医学理论与实践，2023，36（09）：1451-1455.

[28] 杭晨彤，芦沙沙，陈芳.维持性血液透析患者治疗依从性差的影响因素[J].中

国民康医学，2023，35（08）：7-10.

[29] 崔佳.高通量血液透析、常规血液透析联合ARTIS血滤机血液滤过治疗对血液透析患者生活质量的影响[J].中国医疗器械信息，2023，29（08）：73-75.

[30] 黄永亮，范有寿.CT诊断在结肠癌术前及术后复发的诊断效果[J].影像研究与医学应用，2023，7（08）：108-110.

[31] 秦玲，李小玲.维持性血液透析患者情绪抑制现状及影响因素分析[J].检验医学与临床，2023，20（07）：1001-1005.

[32] 徐闻，张琳，席晓萍.超声诊断在精索静脉曲张诊断中的应用价值[J].智慧健康，2023，9（10）：190-194.

[33] 陈香.彩色多普勒超声诊断小儿肠套叠的价值评价[J].影像研究与医学应用，2023，7（07）：131-133.

[34] 刘艳，杨玲，王朝歆.超声诊断实习教学中多模式教学法的应用价值[J].中国病案，2023，24（03）：102-103+112.

[35] 荣敬.彩色多普勒超声诊断乳腺癌的临床价值分析[J].中国现代药物应用，2023，17（05）：82-84.

[36] 宗璨.妇科急腹症的超声诊断价值探讨[J].中国现代药物应用，2023，17（04）：96-98.

[37] 陈韵.超声诊断乳腺微小钙化的临床应用价值及准确率分析[J].现代医用影像学，2023，32（02）：342-345.

[38] 赵明月，林永滔.纳米医学技术在急性肾损伤的诊断和治疗进展[J].临床肾脏病杂志，2021，21（09）：761-766.

[39] 王景景.X线、CT及MR三种影像诊断技术对肩锁关节脱位的诊断价值分析[J].影像研究与医学应用，2021，5（16）：157-158.

[40] 韩强.探讨X线、CT及MR三种影像诊断技术对肩锁关节脱位的诊断价值[J].影像研究与医学应用，2021，5（11）：123-124.

[41] 陈健.决策树数据挖掘技术在医学诊断中的实现[J].佛山科学技术学院学报（自然科学版），2021，39（02）：47-52.

[42] 纪邦启，阎春森.关于CT及磁共振诊断中枢神经系统感染的临床效果探究[J].影像研究与医学应用，2020，4（20）：231-232.

[43] 杨雪琴.肺结核病的医学影像诊断现状及发展趋势分析[J].人人健康，2019

（14）：64.

[44] 余海帆.放射科使用的技术在医学诊断中的作用[J].临床医药文献电子杂志，2018，5（A2）：201.

[45] 赵冬蕊.医学影像技术在疾病影像诊断和治疗中的作用[J].影像研究与医学应用，2018，2（23）：250-251.

[46] 马跃，叶兵.X线、CT和MRI影像诊断技术在肩锁关节脱位诊断中的应用价值研究[J].名医，2018（08）：101+159.

[47] 谢亮.犬椎间盘突出症的CT诊断技术研究及脊柱参考图谱的创建[D].河南农业大学，2018.

[48] 郭全.基于三维重建技术的计算机辅助医学诊断平台设计与实现[D].山东理工大学，2018.

[49] 王继红.MRI和CT技术对鼻咽癌T分期中的诊断效果比较[J].中国继续医学教育，2018，10（03）：53-55.

[50] 林宏心，左宁，卓双木，等.多光子显微技术在医学诊断中的应用[J].中国激光，2018，45（02）：186-196.

[51] 李晶，钱继波.医学影像技术在医学影像诊断中的临床应用[J].人人健康，2017（20）：256.

[52] 马凤莲.实时荧光定量PCR技术的医学诊断应用及其示例[J].人人健康，2017（16）：18+16.

[53] 陈卫东.试论医学影像技术对医学影像诊断的作用[J].影像技术，2017，29（02）：4-5+10.

[54] 吴捷欣，陈强，张晓峰，等.医学诊断领域3D打印技术应用现状与展望[J].科技资讯，2017，15（09）：120+122.

[55] 杨林.CT诊断技术在医学领域中的应用分析[J].健康之路，2017，16（03）：109.

[56] 余香，顾明，吴佳玲，等.80例骨坏死患者的磁核共振诊断及临床应用价值[J].中外医疗，2013，32（29）：182-183.

[57] 胡丹，曹卫，孙圣刚.帕金森病核医学诊断技术研究进展[J].国际神经病学神经外科学杂志，2007（01）：83-86.

[58] 江世平.诊断癌症的非创伤性方法[J].世界科学，1991（03）：64.

[59] 朱红，刘雅洁.全科医生辅助诊断手册[M].济南：山东科学技术出版社，2003.

[60] 王倩.CT图像中肺部疾病的计算机辅助诊断方法研究[M].武汉：华中科技大学出版社，2016.

[61] 娄岩.人工智能应用丛书：智能医学概论[M].北京：中国铁道出版社，2018.

[62] 葛善飞，刘菲.感染性疾病临床诊治[M].北京：化学工业出版社，2018.

[63] 齐俊英，田德英.感染性疾病诊疗指南[M].3版.北京：科学出版社，2018.

[64] 北京医师协会.呼吸内科诊疗常规（临床医疗护理常规：2019年版）[M].北京：中国医药科技出版社，2020.

[65] 郑明华.感染性疾病临床短期教程[M].天津：天津科技翻译出版公司，2011.

[66] 于为民.肾内科疾病诊疗路径[M].北京：军事医学科学出版社，2014.

[67] 李树玲.乳腺肿瘤学[M].北京：科学技术文献出版社，2007.

[68] 杭宏东.肾内科学[M].2版.北京：中国协和医科大学出版社，2020.

[69] 田捷.影像组学基础[M].北京：科学出版社，2022.